LUCILA MEDEIROS MINICHELLO DE SOUSA

PRIMEIROS SOCORROS

CONDUTAS TÉCNICAS

2ª edição revisada, atualizada e ampliada

érica

SOMOS EDUCAÇÃO | Editora Saraiva

Av. das Nações Unidas, 7221, 1º Andar, Setor B
Pinheiros – São Paulo – SP – CEP: 05425-902

SAC
0800-0117875
De 2ª a 6ª, das 8h00 às 18h00
www.editorasaraiva.com.br/contato

Diretora executiva	Flávia Alves Bravin
Diretora editorial	Renata Pascual Müller
Gerente editorial	Rita de Cássia S. Puoço
Editora de aquisições	Rosana Ap. Alves dos Santos
Editoras	Paula Hercy Cardoso Craveiro Silvia Campos Ferreira
Assistente editorial	Rafael Henrique Lima Fulanetti
Produtores editoriais	Camilla Felix Cianelli Chaves Laudemir Marinho dos Santos
Assistente de produção	Katia Regina Pereira
Serviços editoriais	Juliana Bojczuk Fermino Kelli Priscila Pinto Marília Cordeiro
Preparação	Jurema Aprile
Revisão	Lucas Puntel
Capa e diagramação	Estúdio M10
Impressão e acabamento	Meta Brasil

DADOS INTERNACIONAIS DE CATALOGAÇÃO NA PUBLICAÇÃO (CIP)
ANGÉLICA ILACQUA CRB-8/7057

Sousa, Lucila Medeiros Minichello de
Primeiros socorros: condutas técnicas / Lucila Medeiros Minichello de Sousa – 2. ed. – São Paulo: Érica, 2018.

Bibliografia
ISBN 978-85-365-2727-7

1. Primeiros socorros 2. Socorro médico de urgência 3. Urgências médicas I. Título.

15-1629 CDD-621.31
CDD-621.31

Índices para catálogo sistemático:
1. Emergências médicas 616.025
2. Medicina de urgência 616.025
3. Primeiros socorros: medicina 616.025

2ª edição
2ª tiragem 2018

CO 15550 CL 641861 CAE 625217

Dedicatória

A minha querida mãe, Aparecida Delfino, que me fortaleceu nos momentos difíceis para a conclusão de meus conhecimentos na área da saúde.

Aos meus filhos amados, Thiago e Brunna Ribeiro, que fizeram valer a pena toda a minha luta, mesmo sem minha presença na maioria do tempo.

A meu querido esposo Moacyr Minichello, que se manteve ao meu lado por todo o trajeto e me amparando quando não mais conseguia caminhar.

A minha princesa Micaela Ribeiro, neta que me proporciona uma vida diferente e encantadora.

À equipe editorial da Editora Érica, que ajudou esta obra a se tornar realidade e me permitiu compartilhar com outras pessoas os conhecimentos que conquistei ao longo da vida.

A todos aqueles que, direta ou indiretamente, contribuíram para o enriquecimento do meu aprendizado, ao ouvir meus relatos, presenciar procedimentos e ajudando a solidificar e compartilhar meus conhecimentos.

A autora

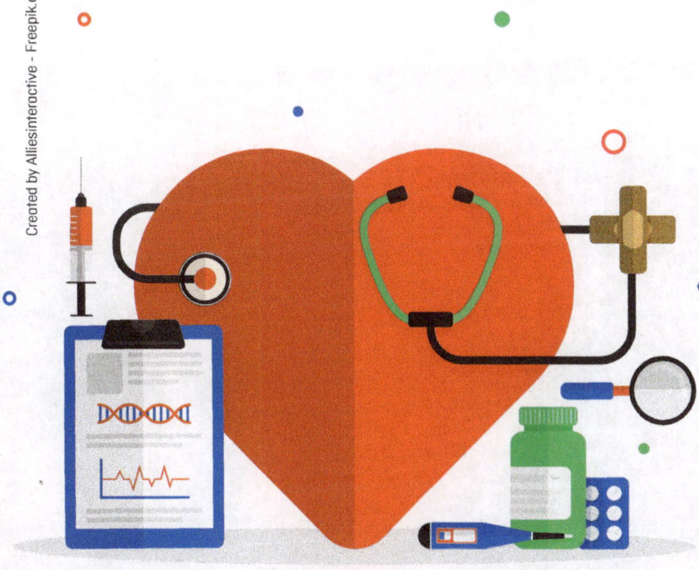

Created by Alliesinteractive - Freepik.com.

Sobre a autora

Lucila Medeiros Minichello de Sousa, nascida em Batatais (SP), é enfermeira do trabalho; enfermeira socorrista; resgatista; brigadista; pedagoga; psicopedagoga clínica; gestora de pessoas e escritora.

Atualmente atua como Diretora Técnica do Núcleo de Formação de Funcionários e Parceiros da Escola de Governo, Escola Pública de Trânsito (EPT) do Departamento de Trânsito (Detran) do Estado de São Paulo e titular da Câmara Temática de Saúde e Meio Ambiente do Denatran, em Brasília. Implantou a Comissão Interna de Prevenção de Acidentes (CIPA) no Detran (SP) em 2015.

Atuou como sócia-diretora da empresa Eclipse Apoio Operacional Ltda., como coordenadora pedagógica, enfermeira do trabalho e gestora de pessoas, terapeuta clínica, grafóloga em desenhos, caligrafias e assinaturas; árbitra, mediadora de pequenas causas; palestrante desde a década de 1980.

Foi também professora técnica e acadêmica de segmentos comportamentais e saúde; diretora de higiene hospitalar, na comissão de infecção hospitalar, em relações públicas e assessora geral, coordenadora pedagógica e diretora escolar.

Responsável por organização independente no salvamento de vidas menos abastadas, com arrecadações, distribuições e cuidados com crianças, adolescentes e idosos, proporcionando melhor qualidade de vida e bem-estar psicossocial.

Habilitações em: atendimento pré-hospitalar e salvamento vertical (transporte em altura), salvamento em espaços confinados e de difícil acesso; salvamento em espaços energizados; árbitra de pequenas causas (juíza de pequenas causas); grafóloga (especialista em assinaturas e desenhos); excelência em atendimento; coach; PNL (programação em neurolinguística), instrutora e examinadora de trânsito certificada pelo Detran (SP); vistoriadora (vistoria e identificação veicular documental) certificada pelo Detran.SP; proficiente em libras básico.

Agradecimentos

Durante minha trajetória, pude conhecer muitas pessoas que enriqueceram meu caminho com ensinamentos, os quais incorporei, coloquei em prática e, posteriormente, complementei com base em pesquisas. Ao longo desse caminho, pude perceber quão beneficiada eu fui por pessoas de tantas culturas, etnias, histórias de vida. Amigos, parentes, pacientes, familiares de pacientes que, com seus relatos de vida e experiências, não se deram conta da importância que tiveram para a confecção desta obra.

Para todas essas pessoas, meus sinceros e humildes agradecimentos.

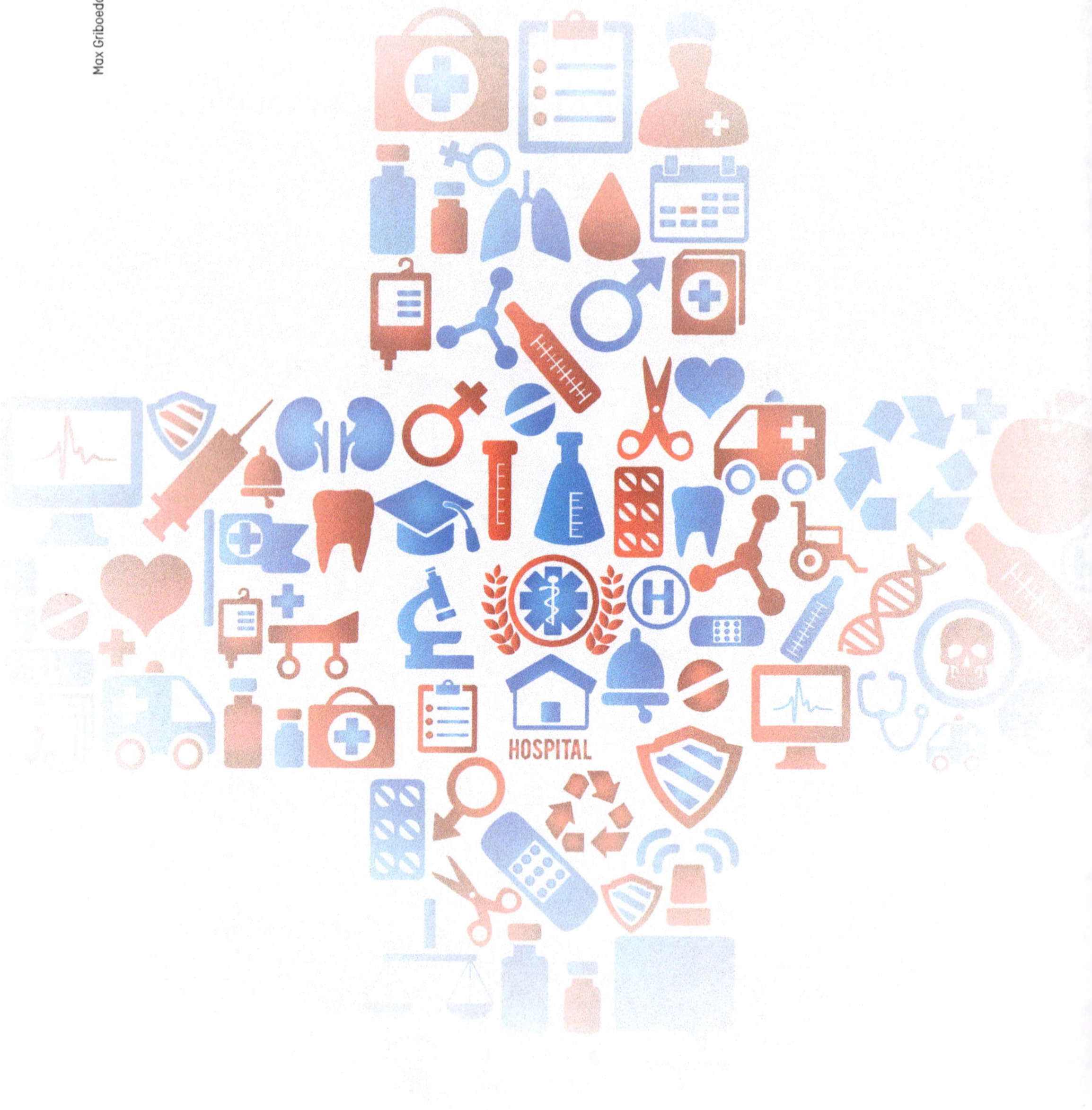

Max Griboedov/Shutterstock.com

SUMÁRIO

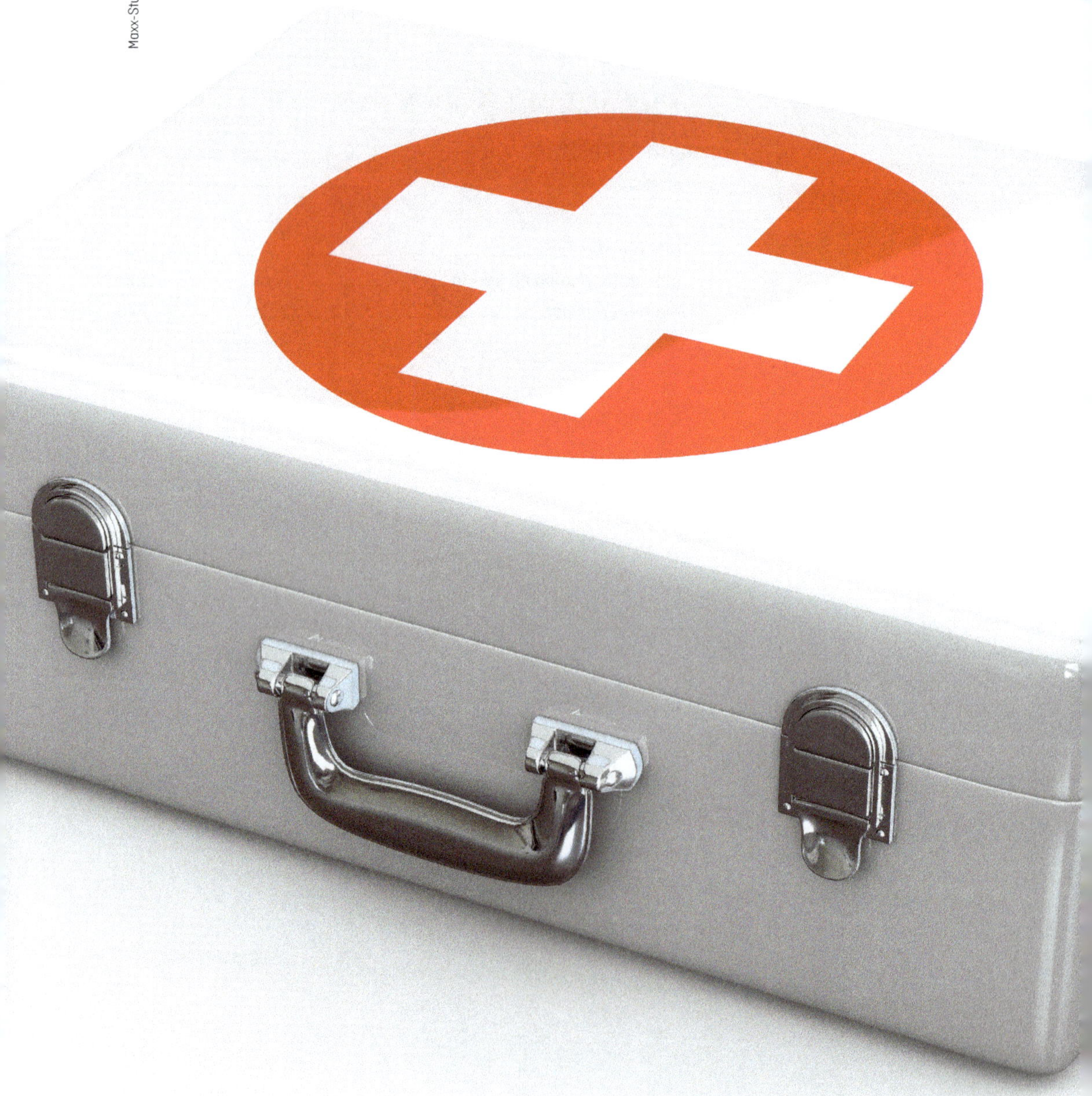

Maxx-Studio/Shutterstock.com

Prefácio à segunda edição

O conhecimento é como uma peça num tabuleiro: depois de um tempo é preciso mudá-la de posição para ganhar novos rumos. Partindo dessa premissa, nesta obra, tivemos algumas inserções de temas que espero que contribuam ao bem-estar físico, psíquico e social de alguém em tais situações clínicas. Além disso, sempre me coloco no lugar de quem necessita de um norte para ajudar outra pessoa, pois, em muitos acometimentos, a conduta a ser adotada necessita de um ponto de vista profissional e não apenas de alguém que está envolvido no quadro apresentado.

A fisiologia humana não é alterada, o corpo funciona da mesma forma em todas as pessoas ou em qualquer lugar do planeta Terra, contudo, as condutas de saúde são alteráveis e, para isso, as obras de saúde também devem ser remodeladas para o leitor conhecer outros métodos. Exemplo disso é um simples teste do antibiótico de amplo espectro, que é o "benzetacil". Antigamente fazia-se teste epidérmico e, há muitos anos, esse procedimento foi banido de nosso meio, haja vista que, após inúmeras pesquisas, detectou-se que o teste é mais nocivo do que a injeção em si, por utilizar a forma subcutânea, muito mais agressiva que a intramuscular.

Por essa razão, com muito respeito à inovação da ciência e principalmente a vocês que se debruçaram nesta leitura, a fim de entender o funcionamento do corpo e quais medidas são necessárias para resolver os quadros clínicos, dedico esta obra aos meus leitores que tanto me acompanham e apreciam minha linha de raciocínio, que é a de levar a realidade em seus lares e escolas, e divulgar informações. Podemos levar nosso Brasil para uma nova era, a de conhecimento fundamentado no âmbito de primeiros socorros ou atendimento pré-hospitalar, promovendo a saúde e a qualidade de vida para quem foi acometido por uma situação inesperada.

A autora

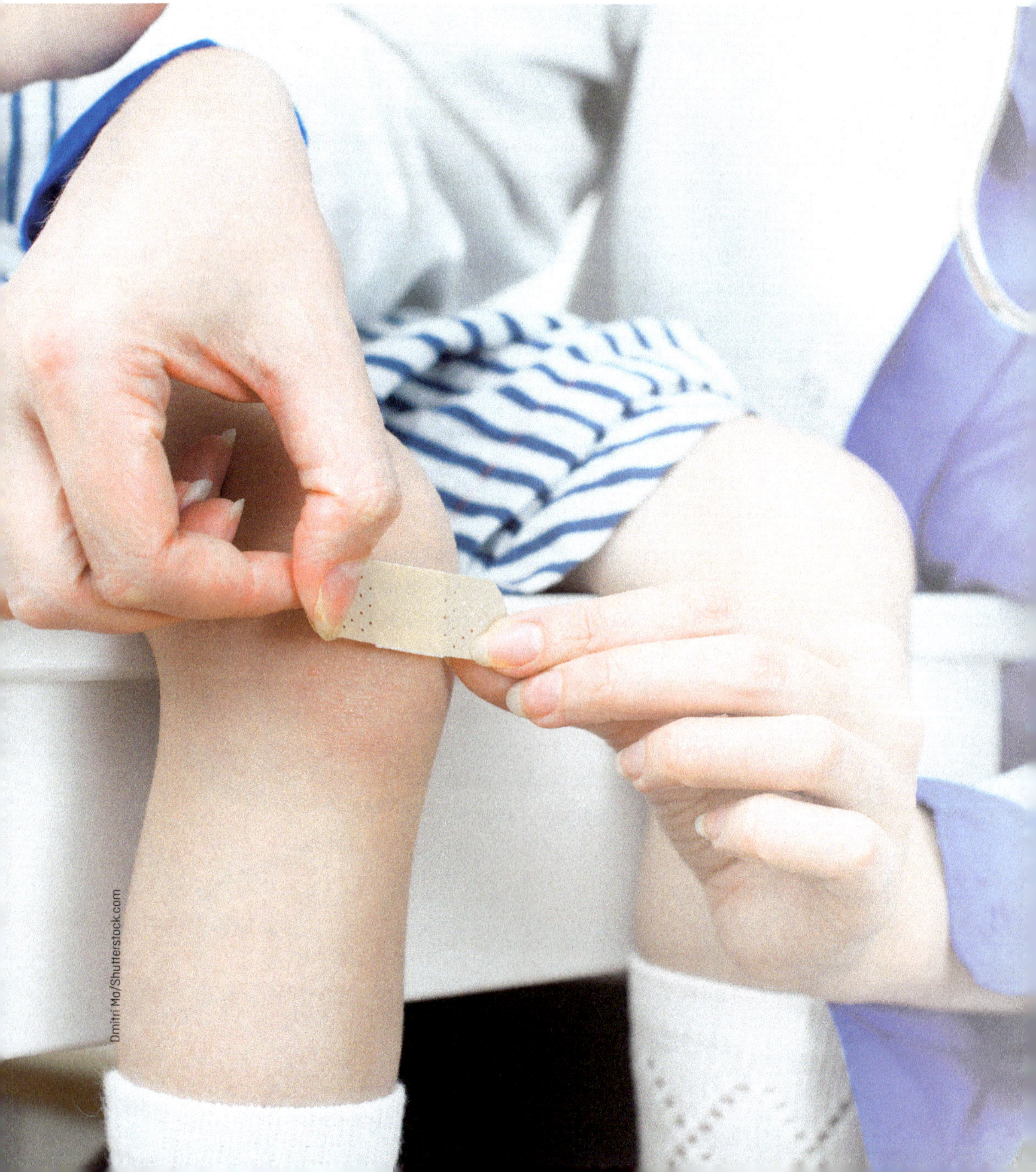

Dmitri Ma/Shutterstock.com

Prefácio

Com o mercado competitivo e as necessidades para alavancar ainda mais as pessoas aos novos desafios, diante da tecnologia avançada o papel do homem na sociedade tomou outros rumos. O preparo e o conhecimento não ficaram somente no papel, mas na atuação, e a cobrança se tornou mais acirrada. A conquista está à frente para os inovadores e transformadores de atitudes.

O século XXI é marcado pelo crescimento financeiro, mas a saúde contribui para atender às exigências da globalização quanto à evolução de antigas e surgimento de novas especializações dos profissionais. Tanto é que, no Brasil, a ciência teve um progresso magnífico, mesmo sendo um país em desenvolvimento, como é conhecido no mercado externo.

A busca por novos aperfeiçoamentos faz crescer ainda mais a lei da oferta e da procura, e isso exige pesquisas mais aprofundadas dos profissionais da área da saúde ou de áreas correlacionadas a ela.

Aos leitores deste livro, indica-se a leitura de forma gradativa e lenta para absorção do funcionamento do corpo humano e, posteriormente, para entender as condutas a serem tomadas diante de situações que podem salvar vidas e na preservação da integridade física ou psicológica.

Ao longo de alguns anos, pude perceber o conhecimento deficitário das pessoas com relação à área da saúde e me senti no compromisso de contribuir para levar um pouco de informação e repassar vivências com pessoas, considerando, para isso, a experiência como docente há 27 anos. Desde cedo, dedico-me a ajudar pessoas e trabalho para a elevação cultural do país.

Algumas condutas podem ser alteradas com a evolução da ciência, porém, o conhecimento do corpo em sua forma sistêmica é permanente. Daí a importância em ampliar seus horizontes e compartilhar o que você aprender com esta leitura, para que num futuro próximo possamos trocar experiências de igual para igual. Além disso, tenho o sonho de engajar o maior número possível de pessoas no projeto de ensinar procedimentos de primeiros socorros desde as escolas infantis, para tornar as condutas de socorro naturais para todos as pessoas.

A autora

CAPÍTULO

1 INTRODUÇÃO

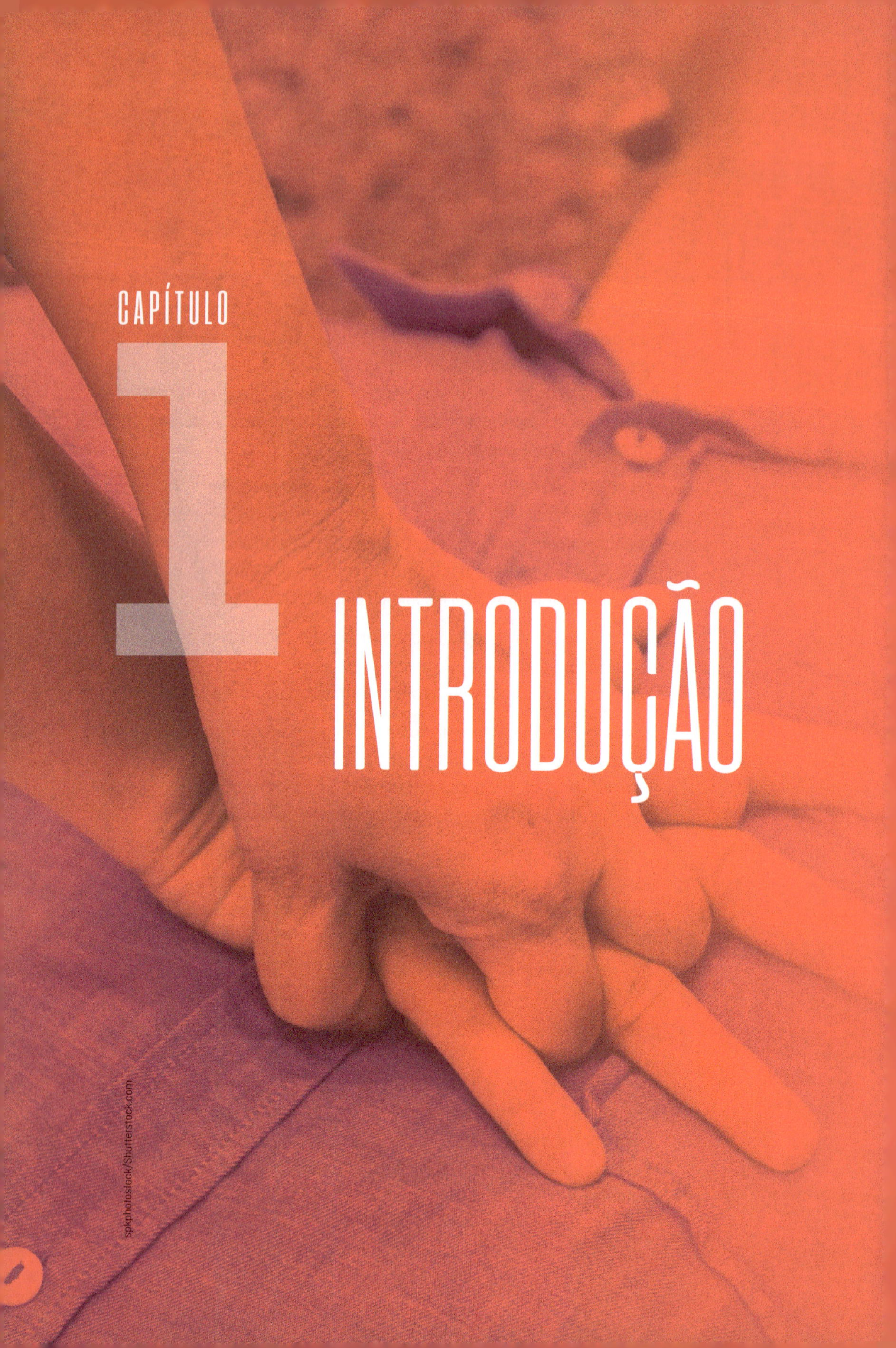

spkphotostock/Shutterstock.com

A importância do conhecimento em primeiros socorros

O foco deste livro é explicar a necessidade de atuar em primeiros socorros ou atendimento pré-hospitalar não só em seu campo de trabalho, mas em sua vida cotidiana, porque os acometimentos do corpo ocorrem em todos os lugares e a qualquer momento. É preciso estar preparado para atuar corretamente em benefício da vida.

O conhecimento escasso de primeiros socorros faz a vida perder o sentido de sua continuação. A disseminação deste conteúdo é de utilidade pública. Com estas informações esperamos em breve seja possível desenvolver habilidades rápidas e eficazes para a continuidade da vida com mais qualidade e diminuição de sequelas, como, por exemplo, amputações, coma hiperglicêmico diabético, infarto, fraturas graves, acidentes automobilísticos.

Por alguns instantes as pessoas pensam que esses acometimentos só ocorrem com outras pessoas e que não acontecerão com elas, portanto não se faz necessário o conhecimento, pois não fazem parte do rol dos profissionais da área de saúde. Quando necessitam de recursos de resgate, ligam e são atendidos prontamente. Esquecem ou talvez, melhor dizendo, desconhecem que possuem tão pouco tempo para socorrer uma vítima em estado de emergência: apenas quatro minutos. O atendimento, por melhor que seja, leva um tempo maior até a chegada dos profissionais no local do acidente.

Em países com um conhecimento mais profundo, existe a preparação para primeiros socorros desde a infância até a fase adulta. Todos conhecem e praticam as condutas. É preciso lembrar que esses procedimentos rápidos e eficazes não exigem aparatos nem talento especial nem meios financeiros significativos.

Os seres humanos dispõem de inúmeros recursos, entre eles a fala, a audição, as mãos, os membros superiores e inferiores, condições de pensamento rápido e suporte para liderança de uma equipe. Na rua os acometimentos sucedem em grande quantidade, porém o suporte ainda é deficitário. Contamos com os socorristas treinados por pessoas que estão dispostas a mudar a sociedade e valorizar ainda mais a vida.

Primeiros socorros

A atividade de socorrista é regulamentada pelo Ministério da Saúde pela Portaria n.° 824, de 24 de junho de 1999, e também pelo Ministério do Trabalho, Lei n.° 6524/1977 e Portaria 3214/1978, que preconiza a Norma Regulamentadora n.° 07 onde estabelece a obrigatoriedade de treinamento de Primeiros Socorros aos trabalhadores. Contudo, o ato de socorrer alguém existe desde que o mundo é formado por pessoas, é instintivo. O socorrista possui treinamento mais amplo e aprofundado que um simples prestador de socorro, que estende a qualquer pessoa que queira oferecer préstimos de condutas de socorro.

Para os primeiros socorros, há protocolos universais cujas diretrizes são atualizadas a cada cinco anos e aplicadas mundialmente. Assim, as condutas são sistematizadas e socorristas de qualquer região do planeta podem executar suas ações com segurança, comprometimento e responsabilidade. Com isso, contribui-se para reduzir a morbidade, evitar a mortalidade, aliviar o sofrimento, prevenir mais patologias e o desenvolvimento de lesões ou agravamentos, além de promover a recuperação e o aumento da condição de sobrevida e da qualidade de vida da vítima.

Os primeiros socorros podem ser executados por qualquer pessoa, segundo as diretrizes da atividade. O início e acompanhamento das ações são imprescindíveis, pois o tempo que se deve ter em mente é de quatro minutos, dos quais não se pode abrir mão. Esse é o tempo que o cérebro de uma pessoa acometida por lesões leva para começar a perder a preservação sistêmica.

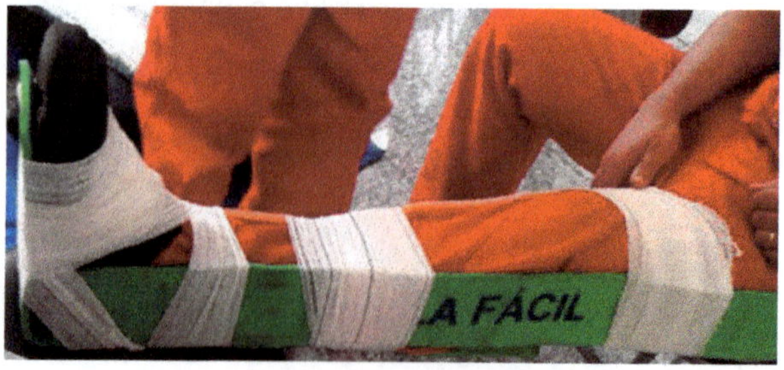

Acervo pessoal da autora

Figura 1.1 – Imobilização de membro inferior.

Conceito de primeiros socorros

Em quaisquer acometimentos ao corpo de forma indesejável e inesperada, os primeiros socorros são condutas técnicas que contribuem para uma melhora ou minimizando riscos futuros.

É necessário conhecer as diferenças entre primeiros socorros (PS) e atendimento pré-hospitalar (APH):

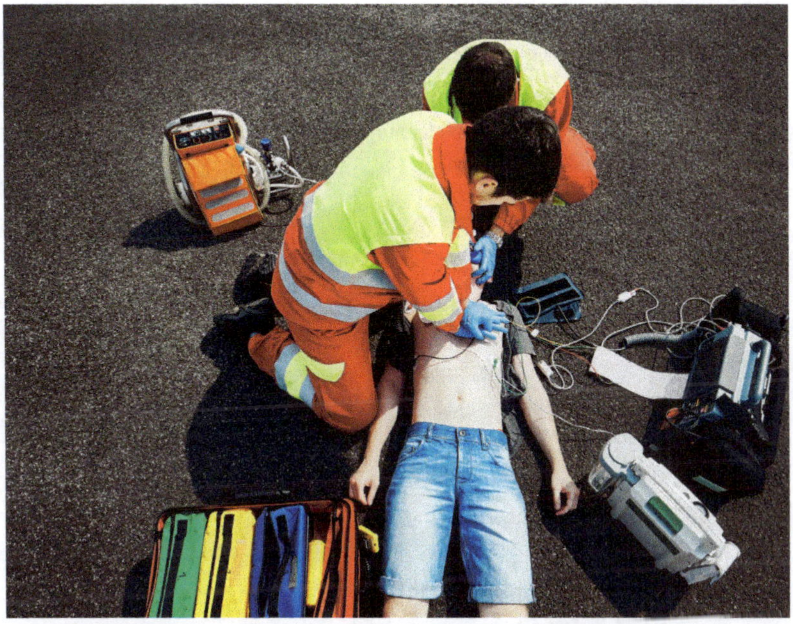

Jaromir Chalabala/Shutterstock.com

Figura 1.2 – Prestar os primeiros socorros de forma correta pode salvar muitas vidas.

- **Primeiros socorros:** atendimento imediato para quaisquer situações que o corpo apresentar uma disfunção, porém muitas vezes atuamos e não há necessidade de procurar um pronto-socorro.
- **Atendimento pré-hospitalar:** também se faz com atendimento imediato, mas nessa situação há necessidade do encaminhamento ao hospital para observação e intervenção do médico e demais profissionais da área que se refere à situação atendida.

O prestador de primeiros socorros deve atentar em primeiro lugar para a sua própria segurança e, só então, identificar qual será o atendimento a ser prestado.

O impulso de ajudar outras pessoas não justifica a tomada de atitudes imprudentes, podendo levar à piora do quadro clínico apresentado. O respeito e a seriedade das ações prestadas são premissas básicas e relevantes para o desenvolvimento das condutas de socorro.

O socorrista deve evitar a exposição da vítima e manter sigilo sobre as informações pessoais que ela lhe revele durante o atendimento. Diversas situações de socorro podem ser apresentadas, das mais inespecíficas, entre alguns exemplos como: déficit orgânico (hipoglicemia, hipertensão arterial, epilepsia, infarto, apoplexia); derrame, acidente vascular cerebral encefálico (AVCE); descompensações psicológicas; alcoolemia; ingestão de substâncias psicoativas; acidentes veiculares; acidentes domésticos; tumultos; incêndios; acidentes de trabalho; acidentes com aeronaves; manifestações; conflitos, ferimentos por arma branca ou de fogo.

O atendimento de primeiros socorros é de suma importância. Muitas vítimas acabam vindo a óbito antes de chegar a uma unidade de saúde em decorrência da falta de primeiros socorros, que poderiam ser aplicados por qualquer pessoa com algum conhecimento ou previamente treinada.

Aspectos legais do socorro

De acordo com o art. 135 do Código Penal, Decreto-Lei n.° 2.848, de 7 de dezembro de 1940, deixar de prestar socorro pode ocasionar sérios danos a quem os omite. Caracteriza-se como omissor aquele que deixar de "[...] prestar assistência, quando possível fazê-lo sem risco pessoal, à criança abandonada ou extraviada, ou à pessoa inválida ou ferida, em desamparo ou em grave e iminente perigo; não pedir, nesses casos, o socorro da autoridade pública" (BRASIL, 1940). Ainda de acordo com o Código Penal, o omissor está sujeito a pena de detenção de 1 (um) a 6 (seis) meses, ou multa. Essa pena pode ser aumentada de metade, se da omissão resultar lesão corporal grave e triplicada se resultar em morte.

IMPORTANTE!

O fato de chamar o socorro especializado, nos casos em que a pessoa não possui treinamento específico ou não se sente confiante para atuar, descarta o enquadramento de omissão. O fato de uma pessoa não possuir habilidade ou condição para a execução dos primeiros socorros não implica não recorrer para condutas alternativas.

Para compreender melhor o que caracteriza crime, leia o artigo 13 do Código Penal, que trata da relação de causalidade, transcrito a seguir.

> Art. 13 - O resultado, de que depende a existência do crime, somente é imputável a quem lhe deu causa. Considera-se causa a ação ou omissão sem a qual o resultado não teria ocorrido.

Superveniência de causa independente.

§ 1º - A superveniência de causa relativamente independente exclui a imputação quando, por si só, produziu o resultado; os fatos anteriores, entretanto, imputam-se a quem os praticou.

Relevância da omissão.

§ 2º - A omissão é penalmente relevante quando o omitente devia e podia agir para evitar o resultado. O dever de agir incumbe a quem:

a) tenha por lei obrigação de cuidado, proteção ou vigilância;

b) de outra forma, assumiu a responsabilidade de impedir o resultado;

c) com seu comportamento anterior, criou o risco da ocorrência do resultado.

ABC da vida em primeiros socorros

O ABC da vida consiste em três ações que contribuem para salvar vidas. As letras A, B e C correspondem, respectivamente, às seguintes palavras em inglês: *Airway* (vias aéreas), *Breathing* (respiração) e *Circulation* (circulação).

A (vias aéreas)

Restabeleça as vias aéreas para permitir a entrada de oxigênio. Contudo, deve-se ter a certeza de que essa vítima não teve traumatismo craniano. Se houver essa possibilidade, não se deve elevar a cabeça para a entrada de oxigênio. Deve-se, antes de tudo, estabilizar a região cervical.

B (respiração)

Observe a expansibilidade torácica. O tórax promoverá movimentos de elevação e depressão, aproximadamente 20 vezes por minuto em caso de normalidade hemodinâmica.

C (circulação)

Cheque a pulsação. Coloque as pontas dos dedos sobre uma das artérias carótidas (a da direita ou a da esquerda). Para uma mensuração exata, tenha o centro da garganta como ponto de partida, deslizando 3 centímetros para cada lado no pescoço e espere por pelo menos 10 segundos (conte de 1 a 10). A verificação carotídea é difícil quando a vítima está debilitada ou se está em choque. Se não houver pulso nem respiração, inicie a reanimação cardiopulmonar (RCP). A dinâmica dessa conduta deve ser desenvolvida com segurança. Para as compressões não são necessárias luvas de procedimento, porém, para as ventilações é necessária a máscara de proteção facial. Não se deve realizar manobra boca a boca, pois esse procedimento passou a ser considerado inadequado desde 1999.

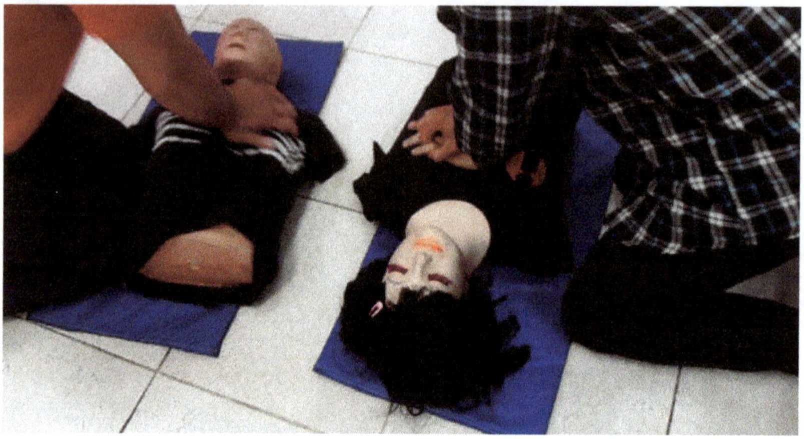

Acervo pessoal da autora

Figura 1.3 – Aplicação da técnica de reanimação cardiopulmonar (RPC).

EXERCÍCIOS

1. O que são primeiros socorros?

a) São todas as coisas que fazemos com outra pessoa, quando essa se machuca com material perfurocortante.

b) São condutas técnicas para quaisquer acometimentos ao corpo de forma indesejável que advêm de forma inesperada, contribuindo para uma melhora ou minimizando riscos futuros.

c) São ações restritas a profissionais da área da saúde, ninguém pode socorrer, tratando de crime inafiançável.

2. É necessário que o socorrista entenda os princípios da fisiologia humana para sua atuação nas condutas?

a) Não, apenas os profissionais da área da saúde precisam ter esses conhecimentos.

b) Sim, com esses conhecimentos o socorrista consegue oferecer melhor qualidade de vida e de restabelecimento à vítima.

c) Sim, pois assim ele consegue discutir com os familiares da vítima.

3. De acordo com o artigo 135 do Código Penal, assinale a alternativa correta:

a) As pessoas têm o direito de socorrer ou não uma vítima, pois não há dever que as obrigue, em face apenas da sensibilidade de cada um, sendo, portanto, opcional.

b) Há uma obrigatoriedade por lei que determina que as pessoas socorram uma vítima somente se tiverem treinamento específico de socorrista, pois a maioria das pessoas não tem nenhuma habilidade para tal.

c) É crime deixar de prestar assistência ou solicitar o socorro da autoridade pública, quando possível fazê-lo sem risco pessoal, à criança abandonada ou extraviada, ou à pessoa inválida ou ferida, em desamparo ou em grave e iminente perigo.

CAPÍTULO

2 ANATOMIA HUMANA

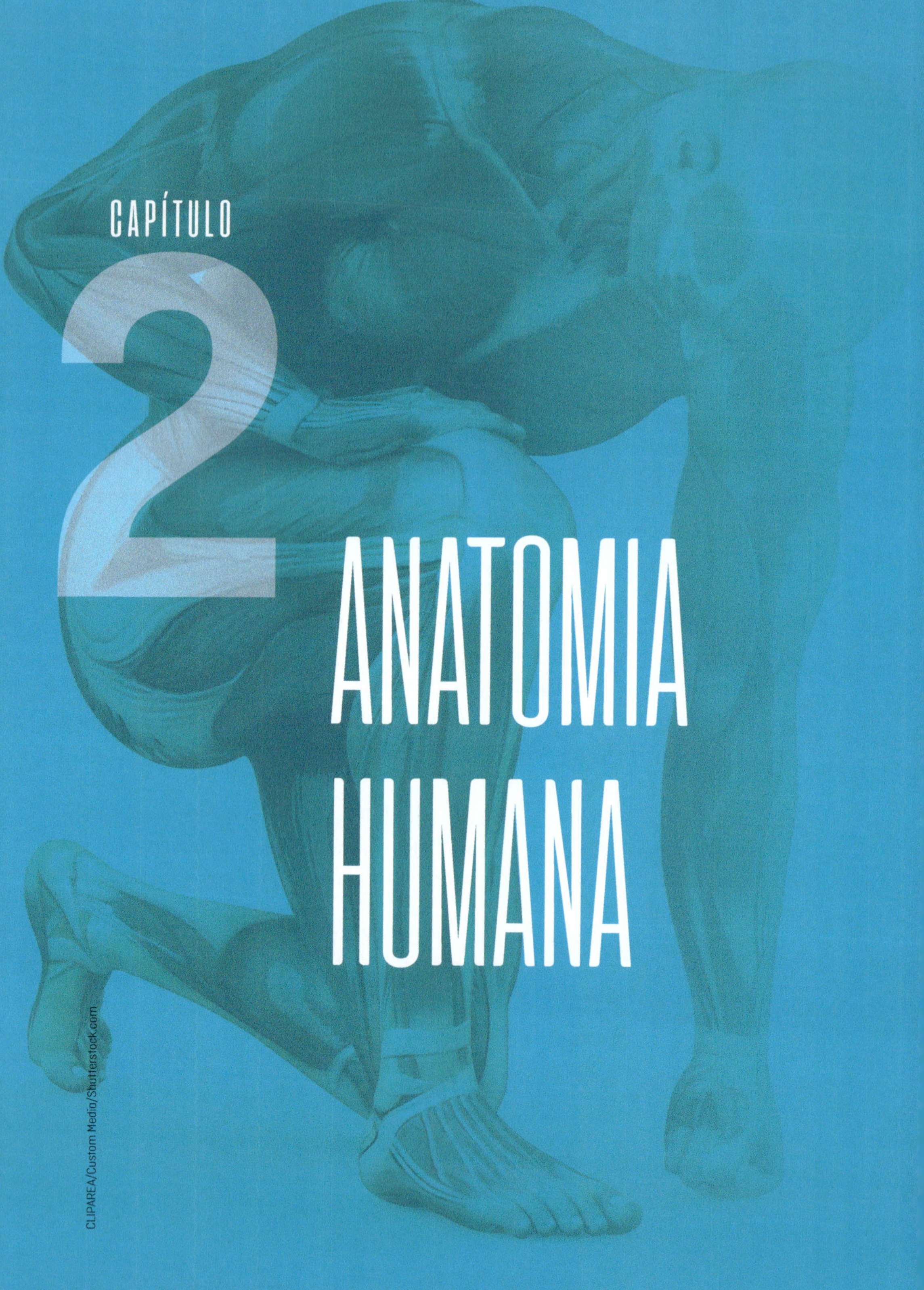

CLIPAREA/Custom Media/Shutterstock.com

A **fisiologia** compreende conhecer o funcionamento do sistema, inclusive o tecido ósseo e suas estruturas. Para poder entender como funciona o organismo, são necessários alguns detalhes de como acontece cada situação de urgência ou emergência com o corpo de uma pessoa e qual a conduta mais eficaz para cada acometimento. Com esse prévio conhecimento, os **primeiros socorros** tornam-se mais propícios e preservam a integridade da vítima. A **anatomia** é a ciência que visa mostrar com riquezas de detalhes a forma e a localização de cada órgão, identificando seu potencial e analisando a estrutura de cada parte do corpo.

Posições anatômicas esqueléticas

Posição anatômica

Dada a prioridade por termos unificados, para evitar termos diferenciados e ao levar em conta as diversas posições anatômicas, foi adaptada a posição padrão, denominada **posição de descrição anatômica** ou **posição anatômica**.

Pessoa em posição ereta, em pé, dizemos também posição ortostática ou bíceps, face voltada para frente e o olhar dirigido ao horizonte, membros superiores estendidos, palmas voltadas para frente, membros inferiores unidos, com a união dos dois hálux (nome atribuído para o dedo maior do pé) (Figura 2.1).

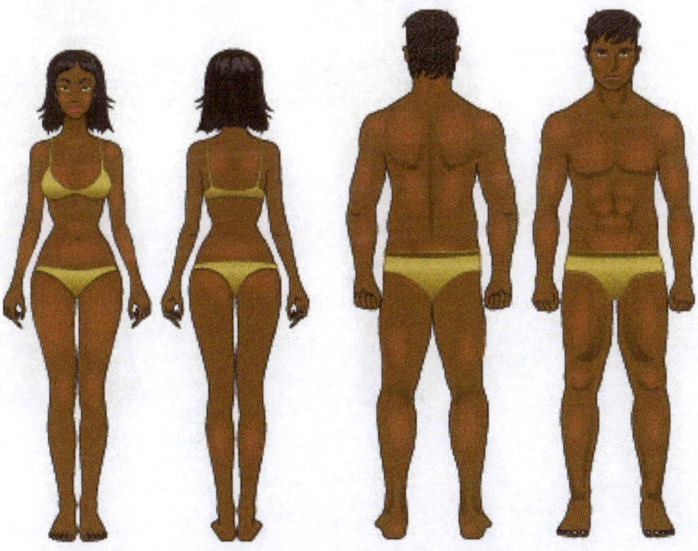

Figura 2.1 – Posição anatômica de anterior (ventral) e posterior (dorsal).

Planos de delimitação do corpo humano

Com referência ao plano **vertical**, existem dois:

1. Plano ventral ou anterior.
2. Plano dorsal ou posterior.

A partir desses planos verticais, são subdivididos em: plano lateral direito ou esquerdo; plano cranial ou superior; plano podálico (podo = pé).

Planos de secção

Plano **mediano**, dividindo o corpo humano em metade direita e esquerda.

Plano **sagital**, ou corte **sagital**, é o plano que divide o corpo em metades, direita e esquerda, descrevendo a direção anteroposterior (Figura 2.2)

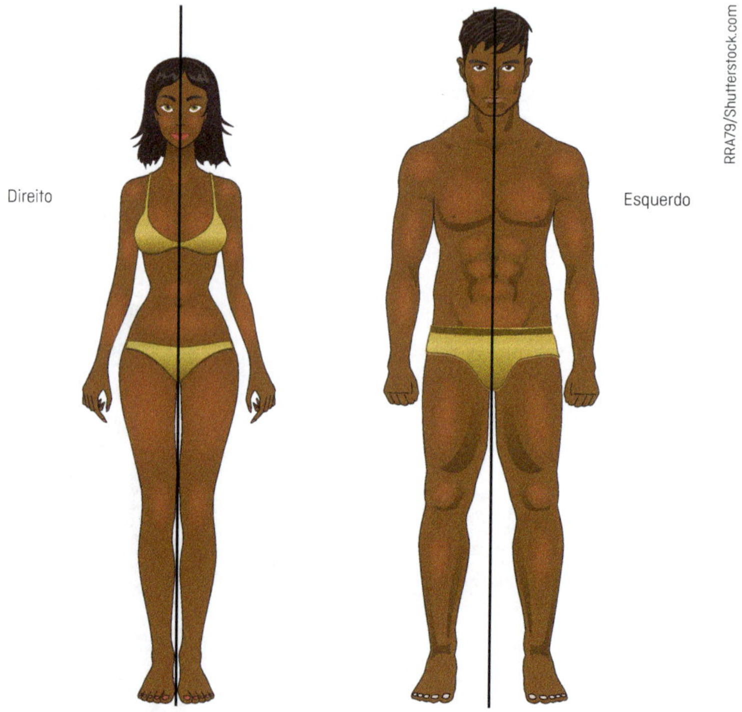

Figura 2.2 – Plano mediano.

Plano de secção frontal

Dois paralelos, ventral e dorsal (Figura 2.3).

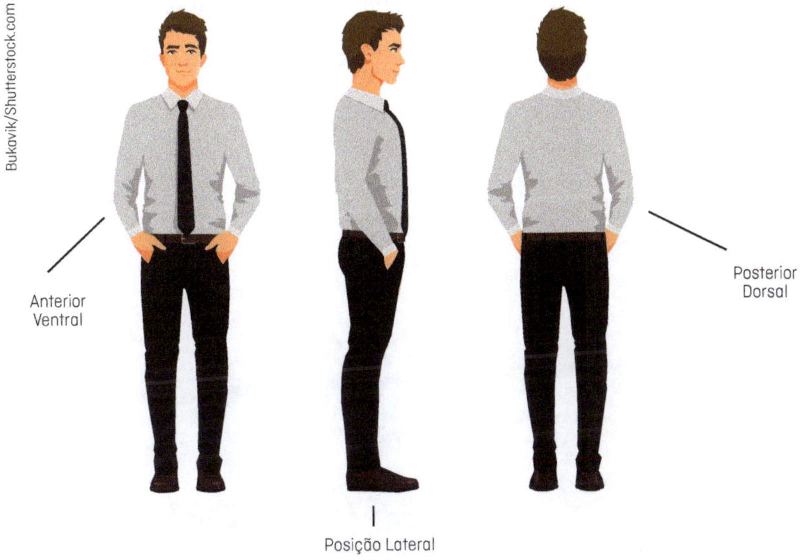

Figura 2.3 – Plano de secção frontal.

Plano de secção transversal

É o plano que corta o corpo transversalmente, também chamado plano axial. Por meio dele pode-se dizer se uma estrutura é superior ou inferior (Figura 2.4).

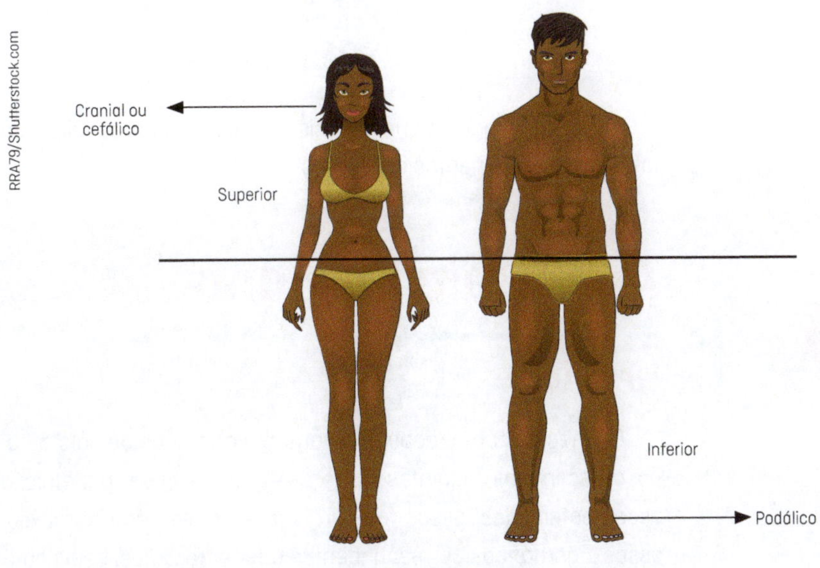

Figura 2.4 – Plano de secção transversal.

Eixos do corpo humano

São linhas imaginárias que vão delinear um traçado:

- Eixo sagital, anteroposterior, união do **plano ventral** ao **plano dorsal**.
- Eixo longitudinal, craniocaudal, união do plano cranial ou plano podálico.
- Eixo transversal, látero lateral, unindo o plano lateral direito ao plano esquerdo (Figura 2.5).

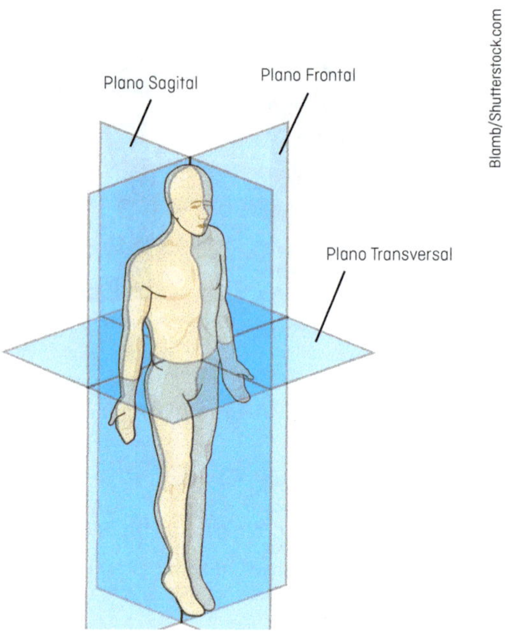

Figura 2.5 – Eixo longitudinal e transversal.

Veremos a seguir o que é preciso reconhecer para realizar com eficácia os primeiros atendimentos às vítimas.

Anatomia humana

Crânio

Conhecido como "cabeça" e também chamado de calota ou caixa craniana, apresenta os seguintes ossos: osso frontal; ossos parietais; osso occipital; ossos esfenoides; ossos temporais; osso nasal; órbita; maxilar; mandíbula; ossos zigomáticos correspondentes à face; forames, seios ou óstios (pequenos orifícios nos ossos).

Acompanhe a Figura 2.6 para ilustrar a explicação.

stihii/Shutterstock.com

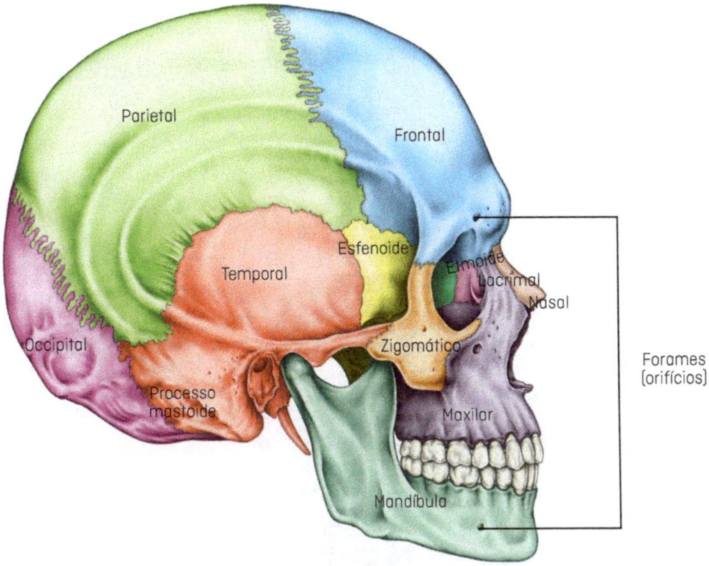

Figura 2.6 – Calota ou caixa craniana.

Coluna vertebral

Composta por vértebras assim distribuídas:

- **Cervicais** (C): constituídas de sete vértebras, sendo a primeira com a terminologia de **atlas** (C1), a segunda de áxis (C2), as demais mencionadas como C3, C4... C7.
- **Torácicas** (T): perfazem um total de doze vértebras.
- **Lombares** (L): são cinco, as mais grossas e largas, para sustentar os impactos mais significativos.
- **Sacrais**: formam-se com cinco vértebras, unidas em uma só, confundindo-se com apenas uma.
- **Coccígeas**: são quatro minúsculas vértebras separadas, denominadas caudais.

Para a identificação precisa dessas vértebras, são usados números e letras. Por exemplo: a vítima lesionou as T11 e T12. Para as vértebras sacrais e coccígeas não é empregado esse sistema de identificação, pois as sacrais se misturam e as coccígeas, por serem muito pequenas, todas são afetadas em caso de lesão.

Neokryuger/Shutterstock.com

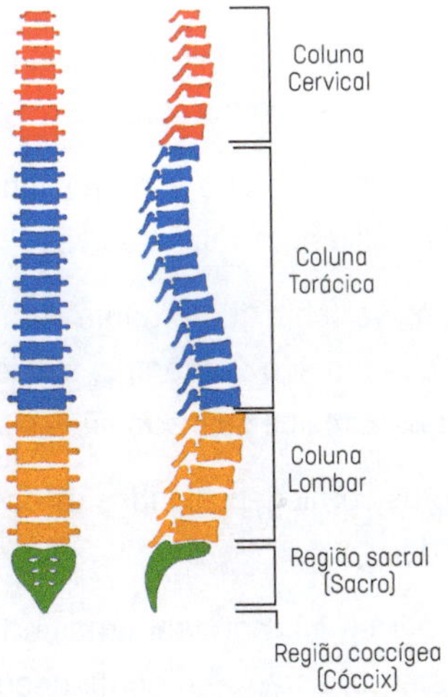

Figura 2.7 – Coluna vertebral.

Região torácica

A região torácica é composta de subdivisões que contemplam o esqueleto humano. A ela entrelaçam-se as vértebras e as costelas, conforme a Figura 2.8.

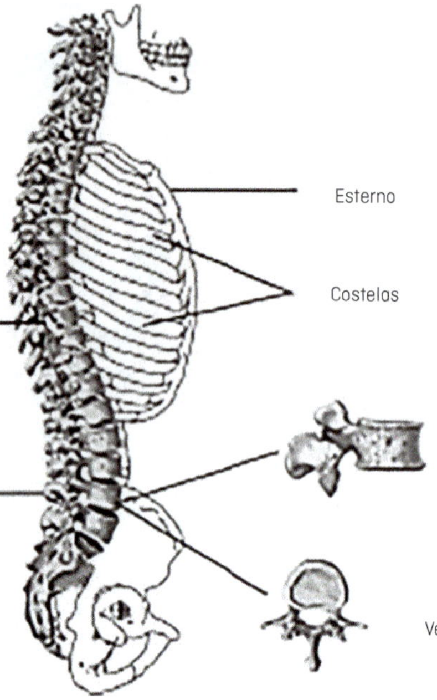

Figura 2.8 – Vista lateral direita – região torácica.

A caixa torácica comporta ossos distintos, apresentados em seguida:

- **Clavícula**: ossos longos, delgados, com uma curvatura dupla, são dois ossos iguais, um de cada lado do mediastino (meio), região frontal.
- **Escápula**: ossos grandes, triangulares e planos, situados na parte posterior do tórax; são dois ossos, um de cada lado do mediastino, região dorsal.
- **Costelas**: ossos que estão acoplados à coluna vertebral juntamente com o esterno, região central do tórax; duas de cada lado são flutuantes, fixadas somente na coluna vertebral. Temos ao todo 12 pares de costelas.
- **Esterno**: região central, tecido ósseo, unindo as cartilagens ligadas às costelas. No final há um apêndice de nome xifoide.
- **Apêndice xifoide**: estrutura óssea. Muitos autores afirmam ser uma cartilagem endurecida, localizada ao final do esterno, porém é a continuação do osso.

A caixa torácica é ilustrada a seguir para melhor entendimento (Figura 2.9).

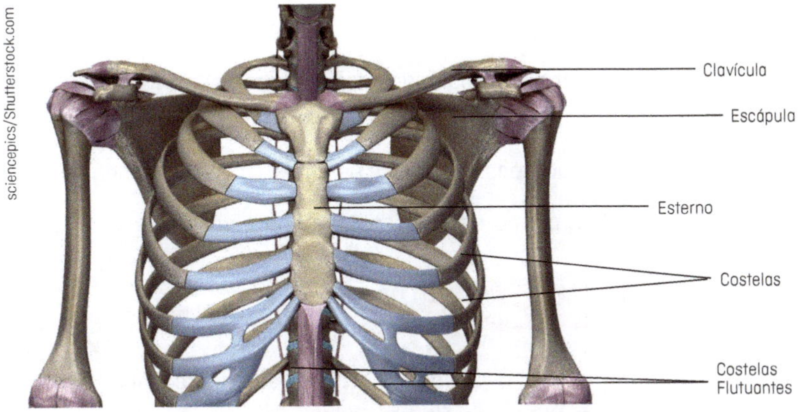

Figura 2.9 – Caixa torácica.

Membros superiores

- **Úmero**: localizado no braço, osso de cabeça arredondada acoplada a uma bursa gelatinosa com o líquido sinovial para lubrificação e movimentos rotatórios.
- **Rádio**: faz parte do antebraço, dando seguimento ao polegar.
- **Ulna**: acompanha lateralmente o rádio, terminando no cotovelo.

Observe algumas partes dos membros superiores na Figura 2.10.

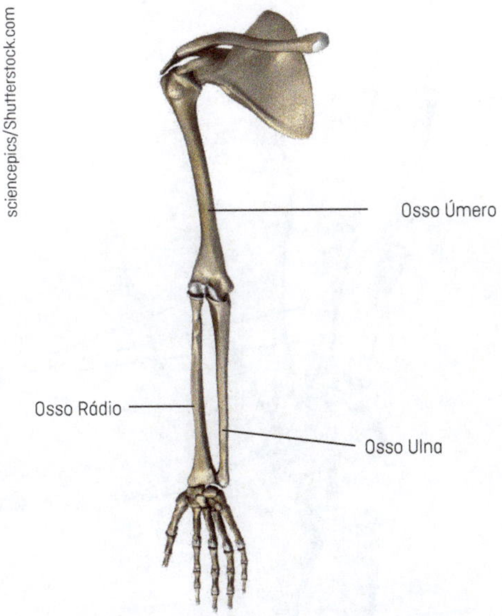

Figura 2.10 – Membro superior.

Ossos da mão

O esqueleto da mão é composto de ossos irregulares articulados entre si:

- **Falanges**: cada dedo possui três falanges – proximal, medial e distal, salvo o polegar, que possui somente a distal e a proximal.
- **Metacarpos**: ossos que estendem o dorso da mão.
- **Carpais**: ou, ainda, ossos do carpo, perfazem um total de oito ossos no punho.

IMPORTANTE!

Em geral fala-se, equivocadamente, "Abri meu pulso" ou "Estou com o pulso aberto". Pulso refere-se a artéria ou a sangramento arterial. O que pode ocorrer é uma lesão (por inflamação) no retináculo (músculo sustentador), membrana na região do punho que envolve os tendões e ligamentos, que provoca dor, diminuição na força da mão e edema (inchaço).

Os ossos da mão são denominados falanges, metacarpos e carpos. Estão ilustrados na Figura 2.11 para melhor visualização.

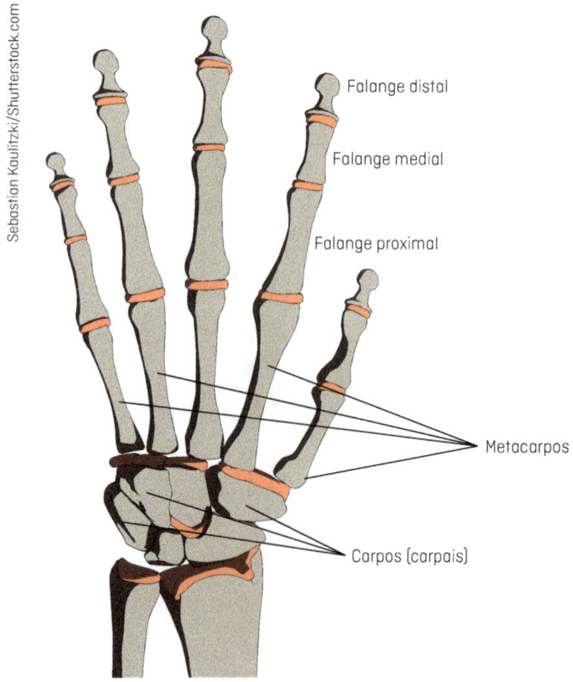

Figura 2.11 – Ossos da mão.

Mão

A mão contém cinco dedos denominados mínimo, anular, médio, indicador e polegar. Cada dedo apresenta três falanges, a proximal, a medial e a distal, exceto o polegar, que tem somente duas falanges, proximal e distal. Os dedos também podem ser denominados quirodátilos ou quirodáctilos. A mão tem dois lados, a palma e o dorso. As Figuras 2.12a e 2.12b ilustram a mão para melhor entendimento.

Carlos de Oliveira

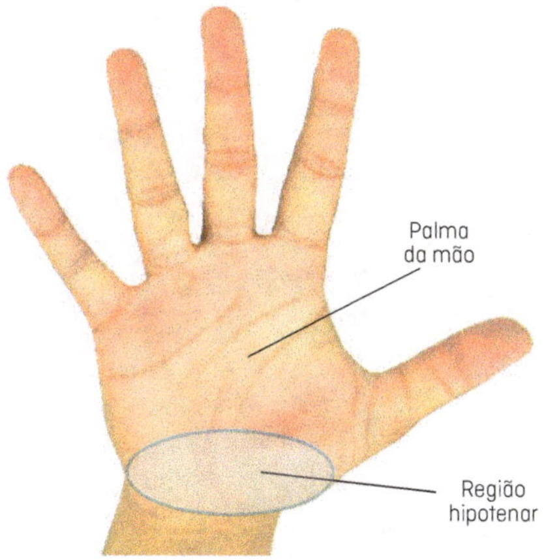

Figura 2.12a – Palma da mão.

Matthias G. Ziegler/Shutterstock.com

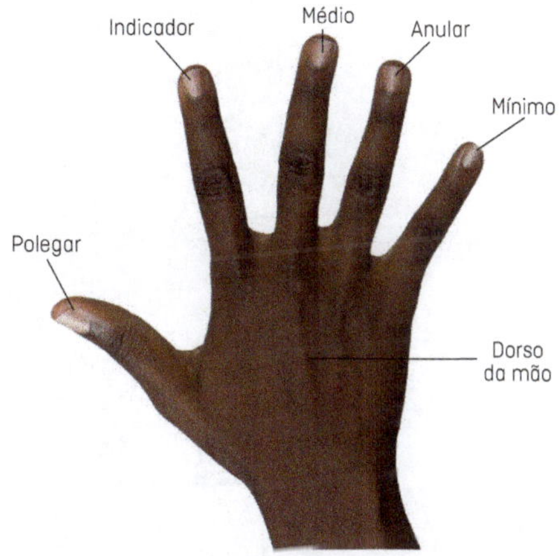

Figura 2.12b – Dorso da mão e denominação dos dedos.

Articulações

As articulações são as regiões que se movimentam entre um osso e o outro. Para ter essa propriedade são necessários ligamentos para sustentação e a movimentação em si (Figura 2.13).

Alila Medical Media/Shutterstock.com

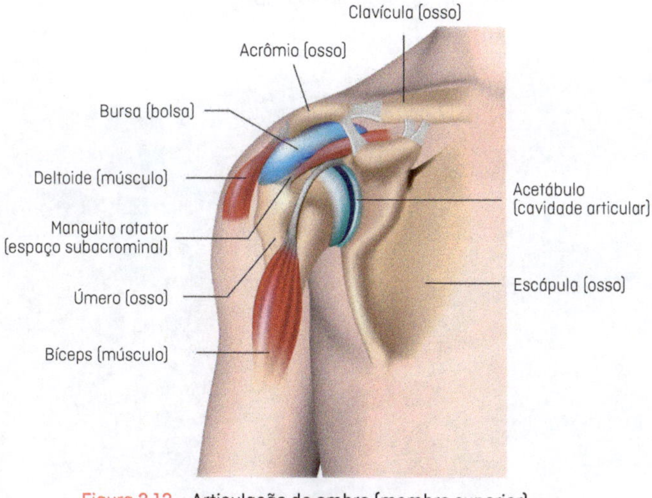

Figura 2.13 – Articulação do ombro (membro superior).

Ligamentos

São tecidos resistentes e fibrosos, esbranquiçados, com aparência de fio ou fios unidos de uma ponta à outra, estilo feixe. Servem de amortecedores para sustentar impactos mecânicos (Figura 2.14).

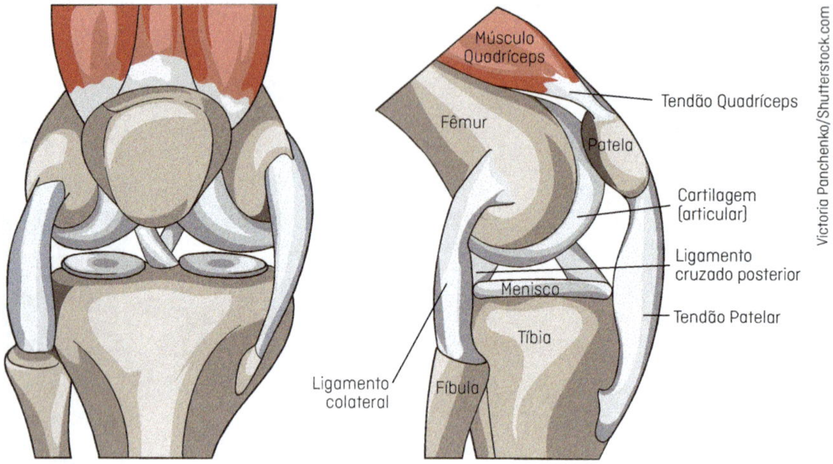

Figura 2.14 – Ligamentos do joelho.

Cápsula articular

A cápsula articular é uma região arredondada que acopla um osso. É totalmente recoberta por estruturas de membranas gelatinosas e de um líquido para umidificar, que se denomina líquido sinovial de característica viscosa. Ele nutre, desliza e lubrifica a região e isso evita a agressão pelas movimentações articulares, impedindo impactos mecânicos mais bruscos (Figura 2.15).

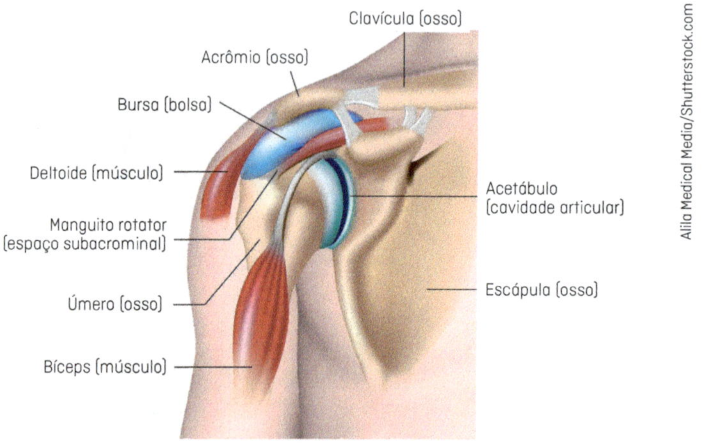

Figura 2.15 – Cápsula articular.

Ossos da região pélvica

Igualmente denominada cintura pélvica ou pelve. Localizada abaixo do abdome, conhecida como "quadril". É composta por dois ossos do quadril, o osso sacro, as vértebras coccígeas e a sínfise púbica (região frontal) atrás do púbis. Nessa região pubiana possui uma cartilagem com a função de dilatação no trabalho de parto.

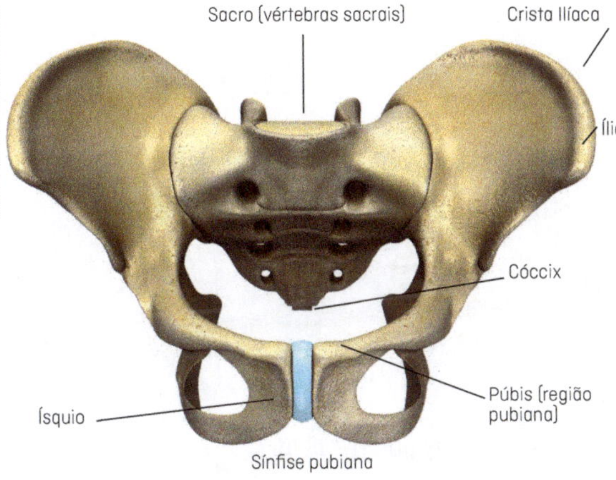

Figura 2.16 – Pelve, cintura pélvica ou região pélvica.

O termo "bacia" é conhecido de forma não científica e apresenta desqualificação de conhecimento de quem a pronuncia, portanto, não devemos utilizá-lo. Quem conhece a área de saúde não utiliza este termo, pois é uma linguagem não permitida e depõe contra a pessoa que o pronuncia.

Esqueleto dos membros inferiores

Conhecidos como "pernas", apresentados com a sigla MMII, que significa membros inferiores (duas letras agrupadas representam plural). Caso nos refiramos a um membro apenas, descrevemos com uma letra maiúscula.

Exemplo:

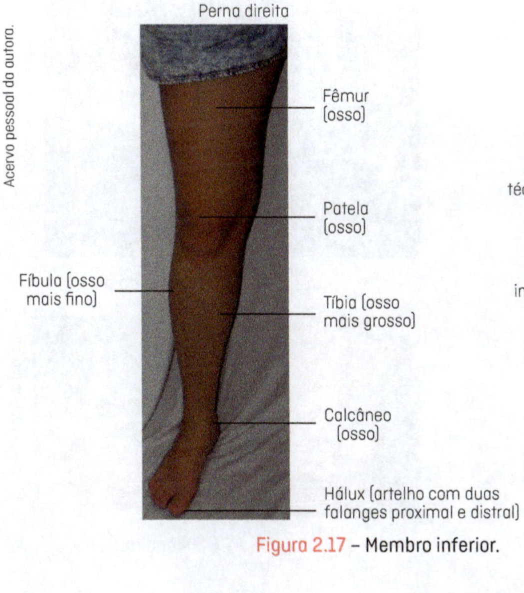

↓
Descrição técnica correta
↓
Membro inferior direito
↓
Sigla
↓
MID

Figura 2.17 – Membro inferior.

Milosa Vymazal/Shutterstock.com

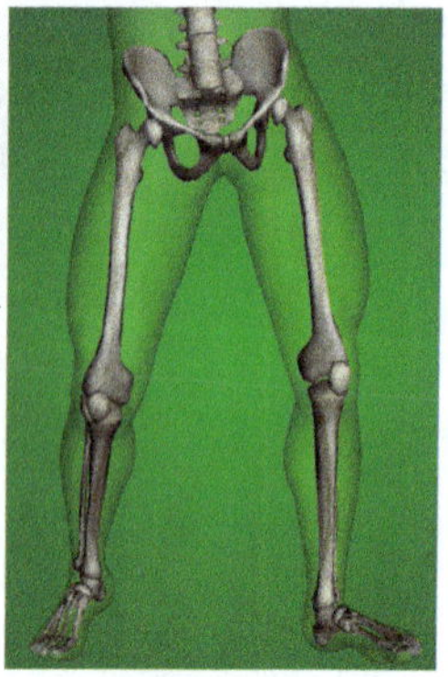

Figura 2.18 – Membros inferiores (MMII).

Cada membro inferior é composto por:

- **Fêmur**: osso localizado na coxa, maior osso do corpo humano.
- **Patela**: osso triangular localizado no joelho.
- **Fíbula**: osso fino, fraco, localizado do lado de fora da perna.
- **Tíbia**: osso mais resistente do que a fíbula, localizado do lado de dentro da perna, região mediana.

São apresentados em forma ilustrativa na Figura 2.18.

Esqueleto do pé

O esqueleto do pé, bem como o da mão, é composto por ossos irregulares e articulados entre si.

- **Tarsos**: pequenos ossos após os ossos fíbula e tíbia.
- **Metatarsos**: extensões dos tarsos.
- **Calcâneo**: dito pelo senso comum como calcanhar.
- **Falanges**: igualmente da mão, para todos os dedos, exceto o maior, que recebe o nome de hálux, formado pelas falanges proximal e distal. Os demais são formados pelas falanges proximal, medial e distal. Quando proferimos os nomes dos dedos, dizemos artelhos, pododátilos ou pododáctilos.

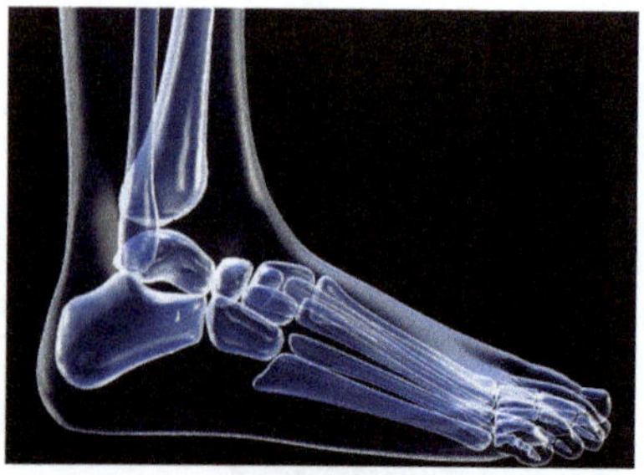

BioMedical/Shutterstock.com

Figura 2.19a – Esqueleto do pé.

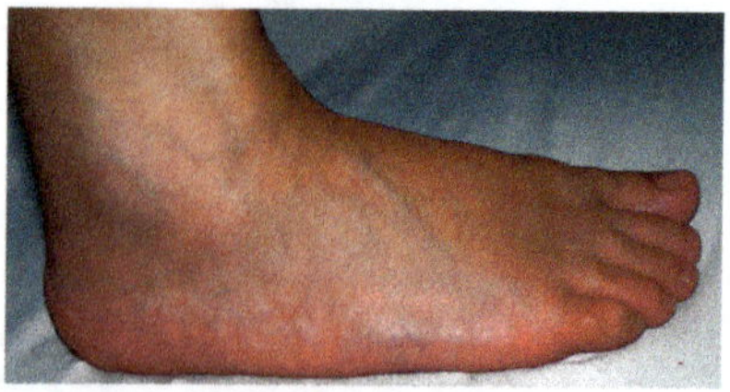

Acervo pessoal da autora.

Figura 2.19b – Pé lesionado.

EXERCÍCIOS

1. Qual é o nome do líquido que lubrifica a bolsa onde são alojados os ossos de cabeça arredondada?

   a) Líquido sinosival.

   b) Líquido sinovial.

   c) Líquido inguinal.

2. O esqueleto do pé é constituído por:

   a) Tarso, metacarpo, falanges, artelhos, calcâneo.

   b) Carpo, metacarpo, falanges, hálux, calcâneo.

   c) Calcâneo, tarso, metatarso, falanges.

3. Se um acidentado fraturou a perna, quais ossos foram lesados?

   a) A tíbia e o perônio.

   b) A tíbia e a fíbula.

   c) A tíbia e o fêmur.

4. Qual é o sinônimo para pelve?

   a) Cintura ou região pélvica.

   b) Cintura pélvica e bacia.

   c) Bacia e pélvica.

CAPÍTULO

3 FISIOLOGIA HUMANA

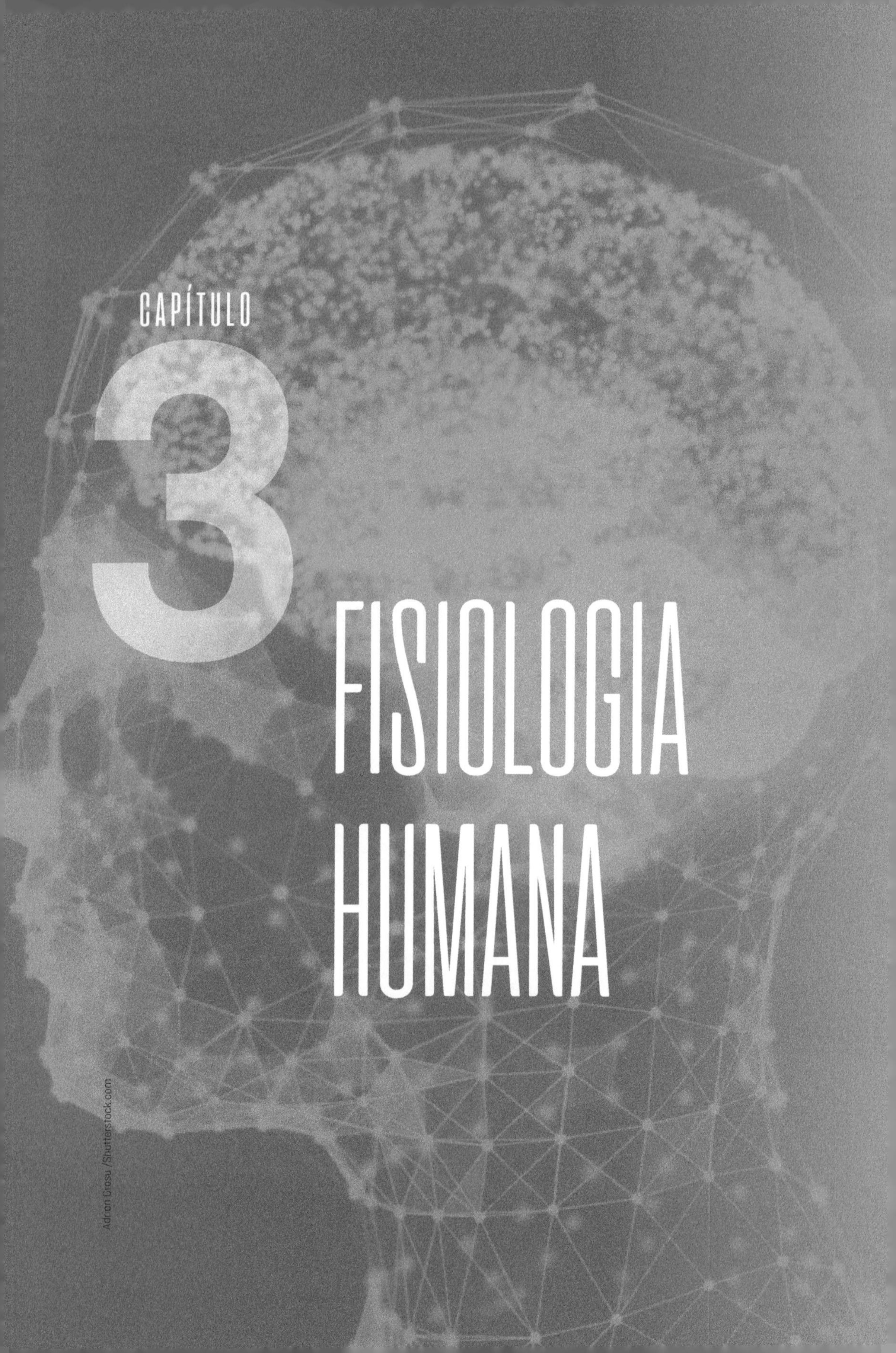

Adrian Grasu /Shutterstock.com

Sistema Nervoso Central (SNC)

O **sistema nervoso** é responsável pela maioria das funções de controle em um organismo, coordenando e regulando as atividades corporais. O **neurônio** é a unidade funcional do sistema nervoso. Os neurônios – que também são células nervosas – comunicam-se por meio de sinapses; por eles se propagam os impulsos nervosos. Anatomicamente, o neurônio é formado por: dendrito, corpo celular e axônio. A transmissão ocorre apenas no sentido do dendrito ao axônio (Figura 3.1).

Designua/Shutterstock.com

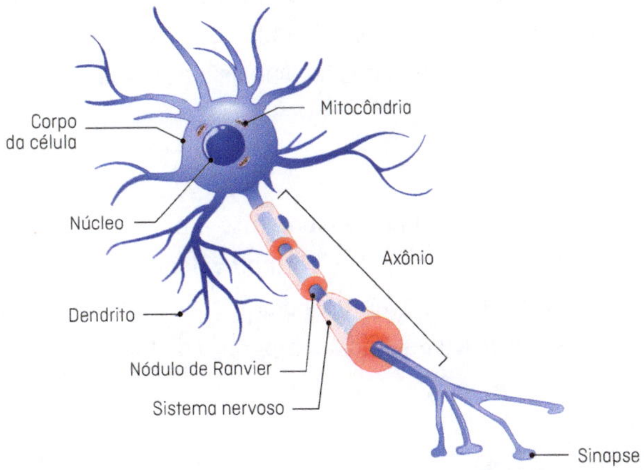

Figura 3.1 – Neurônio e sua estrutura.

Principais componentes do sistema nervoso central

Medula espinhal

A medula espinhal é o centro dos arcos reflexos. Encontra-se organizada em segmentos (região cervical, lombar, sacral, caudal, raiz dorsal e ventral). É uma estrutura subordinada ao cérebro, porém pode agir independentemente dele.

Cérebro

Esse órgão está localizado acima do pescoço, recoberto por uma camada óssea espessa denominada caixa ou calota craniana. É constituído por milhões de neurônios. Um neurônio se liga a outro e ocorre a sinapse, que recebe e processa a informação.

O cérebro está relacionado com a maioria das funções do organismo, como a recepção de informações visuais nos vertebrados, movimentos do corpo que requerem coordenação de grande número de partes do corpo. O cérebro encontra-se protegido pelas meninges pia-máter, dura-máter e aracnoide.

O encéfalo dos mamíferos é dividido em telencéfalo (cérebro), diencéfalo (tálamo e hipotálamo), mesencéfalo (teto), metencéfalo (ponte e cerebelo) e mielencéfalo (bulbo).

Bulbo

Possui função relacionada com a respiração e é considerado um centro vital. Também está relacionado com os reflexos cardiovasculares e a transmissão de informações sensoriais e motoras.

IMPORTANTE!

Quando uma pessoa entra em óbito deve-se aguardar aproximadamente doze horas para providências finais (enterro ou cremação), uma vez que eventuais disfunções do bulbo podem causar a catalepsia, que é a ausência temporária de todos os sinais vitais.

Cerebelo

É responsável pelo controle motor. A organização básica do cerebelo é praticamente a mesma em todos os vertebrados, diferindo apenas no número de células e grau de enrugamento.

NPavelN/Shutterstock.com

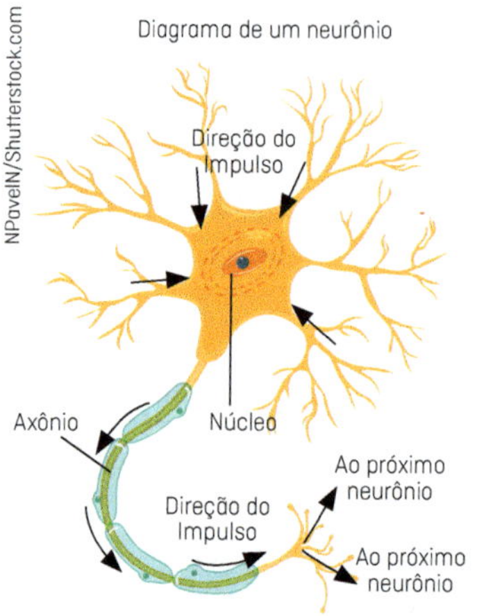

Figura 3.2 – **Corpo do neurônio.**

Ponte

A função da ponte é transmitir as informações da medula e do bulbo até o córtex cerebral. Faz conexão com centros hierarquicamente superiores.

O córtex sensorial coordena os estímulos vindos de várias partes do sistema nervoso. O córtex motor é responsável pelas ações voluntárias e o córtex de associação está relacionado com o armazenamento da memória (Figura 3.2).

Com isso, ele envia uma mensagem no sistema. Para que esse processo ocorra, são necessários elementos imprescindíveis: oxigênio e glicose. Sem um destes não há como ocorrer essa ligação sináptica. Dentro desse órgão ocorrem todas as informações de quaisquer comandos e dentre eles encontra-se a "homeostase", equilíbrio do sistema.

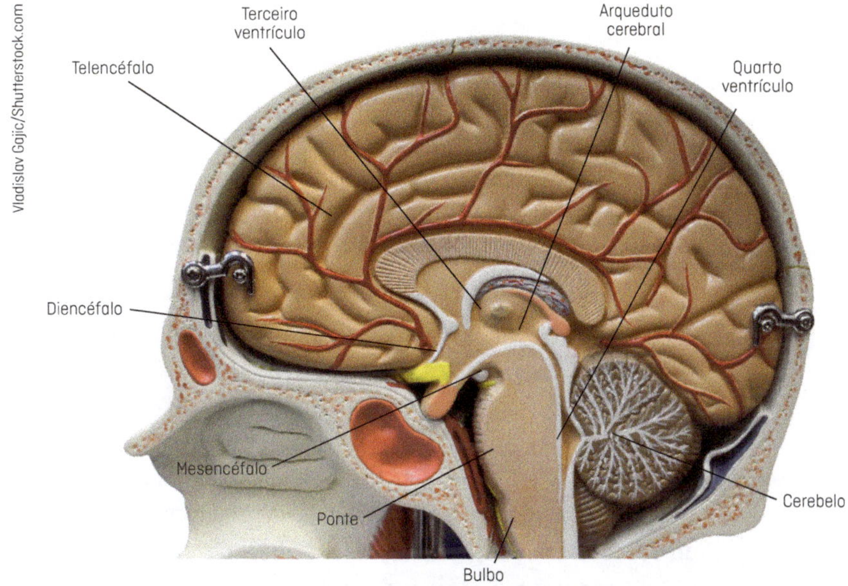

Figura 3.3 – Cérebro.

Homeostase

É o equilíbrio do organismo sistêmico. Ele tenta entrar em equilíbrio a qualquer custo para que o sistema possa ficar dentro dos padrões permitidos para o corpo. Um exemplo que enfatizamos é a febre. Ela não é ruim para o organismo, pois é uma mensagem que está sendo enviada de imediato para comunicar que algo está acontecendo de errado com o sistema.

Outro exemplo são casos severos, onde há risco de morte, e o sistema nervoso central envia proteção para três órgãos apenas: o cérebro, que é a nave mãe, o coração e os pulmões. Todos os outros órgãos param para economizar energia em prol desses que comandam a vida. Se a homeostase não consegue atuar em sua atividade máxima, esses órgãos vitais iniciam sua falência, começando pelos pulmões: ocorre a parada respiratória, dando sequência à parada cardíaca, denominada parada cardiorrespiratória. Nesse quadro clínico, o cérebro ainda está íntegro, daí a importância de atendimento em até quatro minutos, para que ele não entre em colapso (falência do órgão).

A dor, a febre, linfonodos que indicam inflamação são como uma sirene dentro do corpo, que apita toda vez que há algo de errado. Pode ocorrer um edema (inchaço) leve com uma dor suportável em algumas regiões, tais como na supramandibular, que é abaixo da mandíbula, na região axilar que se localiza abaixo do braço ou ainda na região inguinal, na virilha, conhecida por algumas pessoas como "íngua" ou ainda "gânglio".

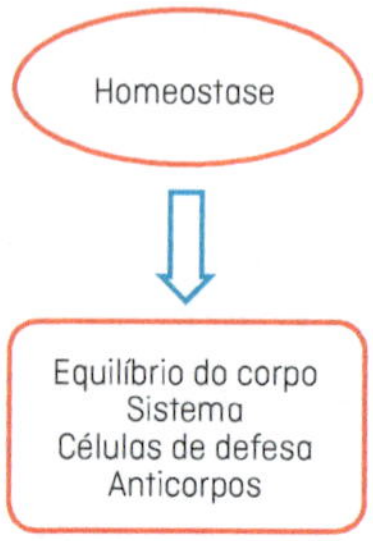

Para garantir o funcionamento do cérebro é necessária a manutenção de:

$$\text{Oxigênio} \Rightarrow \mathbf{O_2}$$
$$\text{Glicose} \Rightarrow \mathbf{G}$$

Com essas duas substâncias químicas, a glicose e o oxigênio, os neurônios são capazes de fazer a sinapse, que é a ligação dos comandos, recebendo e processando as informações. Na ausência de um desses componentes químicos, o sistema nervoso central pode permanecer intacto por um período de até quatro minutos, sem que ocorra perda neuronal (falência de neurônios).

É como se fosse um alarme silencioso em nosso corpo. É possível percebê-lo na maioria das vezes, mas lembre-se de que audição é a única função que morre pouco tempo antes do cérebro. Portanto, quando uma vítima está inconsciente, por qualquer motivo (por exemplo, um coma, uma parada cardíaca) ela ouve, podendo se lembrar tão logo retorne à normalidade ou não, mas as informações serão armazenadas e num futuro podem vir à tona.

Coração

É um órgão muscular de anatomia oca e cujo funcionamento se assimila a uma bomba contrátil propulsora, pois se contrai de forma organizada. Localizado na região mediana, sob a caixa torácica, atrás do esterno, o coração tem duas partes, a inferior e a superior e elas trabalham de forma diversa uma da outra: quando a parte superior se contrai, a inferior relaxa, e assim sucessivamente.

A região oca desse músculo possui quatro câmaras. São dois átrios e dois ventrículos com dispositivos denominados valvas, que respondem à corrente sanguínea, sendo uma valva entre o átrio e o ventrículo e outra ao final do ventrículo de cada lado. Na região mediana há um septo, que é como se fosse uma parede sem passagem de um átrio para outro átrio ou de ventrículo para ventrículo, salvo quando o bebê nasce até o primeiro minuto de vida, pois então há uma passagem chamada de forame oval. Após o primeiro minuto de vida, essa abertura se fecha automaticamente em prol da vida, para um funcionamento perfeito e contínuo.

Se por algum problema orgânico esse forame oval não se fechar naturalmente, o bebê entra em déficit cardíaco, o que pode evoluir para uma intervenção cirúrgica, por se tratar de quadro clínico crítico.

As câmaras do coração

O coração humano possui quatro repartições, com uma divisão ao meio, e não há comunicação entre as duas. Essa repartição chama-se septo (Figura 3.4).

Sebastian Kaulitzki/Shutterstock.com

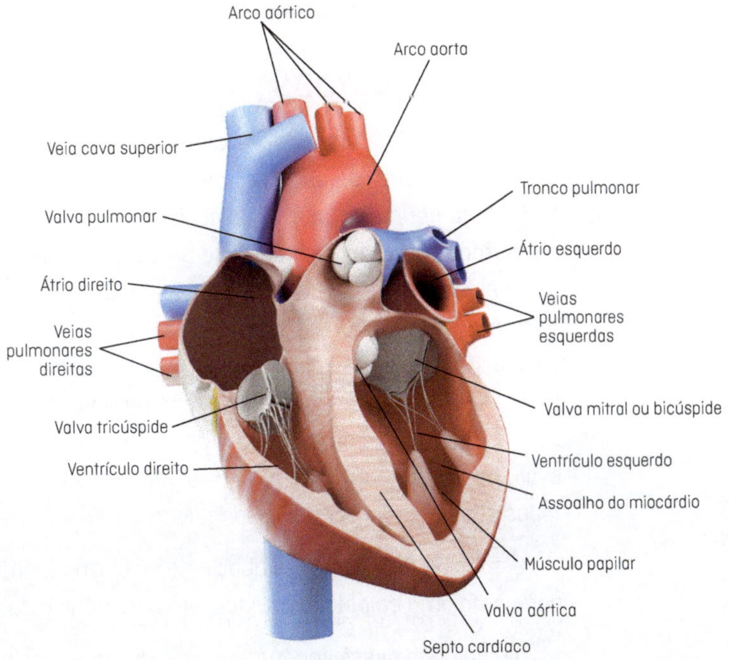

Figura 3.4 – Estruturas do coração.

Existem dois lados no coração, o direito e o esquerdo. "A esta propriedade deu-se o nome de automatismo cardíaco. Da mesma forma, corações isolados de animais de sangue quente apresentam este automatismo, desde que colocados em uma solução líquida especial substitutiva do sangue" (DÂNGELO e FATTINI, 2001).

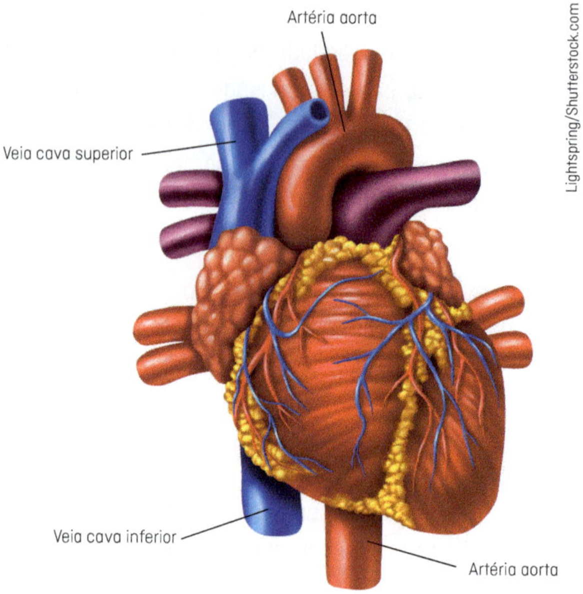

Figura 3.5 – Coração fechado – região frontal.

Sangue venoso

Esse sangue é rico em gás carbônico (CO_2) e, para estancá-lo, devemos comprimir a área afetada por três a cinco minutos, o que resulta na coagulação feita por meio das hemácias, fibrinas e plaquetas. Quando ocorre uma hemorragia, imediatamente o sistema atua na coagulação do local acometido por meio da homeostase, que é o equilíbrio do corpo, porém há um excesso de coágulo na região. O sistema também atua para que ele seja dissolvido e remetido novamente à corrente sanguínea. Algumas pessoas não conseguem exercer essa função com eficácia, ocorrendo a obstrução por coágulos, êmbolos ou trombo de uma determinada parte do vaso, uma isquemia, podendo evoluir para um enfartamento na região – que pode ser qualquer lugar, pois todas são irrigadas por fluído sanguíneo.

O sangue venoso circula abaixo da epiderme (primeira camada da pele) e apresenta uma coloração azulada, em decorrência do gás carbônico.

A coloração desse sangue venoso é de cor vermelho rubro, bordô, um vermelho escuro.

Apresentamos um exemplo para clarear as explicações. Ao romper a pele, presenciamos apenas o vermelho-escuro, pois o gás se dissipa no ar e não podemos visualizá-lo. Nas imagens ilustrativas, pode-se observar o tecido sanguíneo em duas cores: o vermelho e o azul, devido às características dos gases, carbônico e oxigênio.

Sangue arterial

O sangue arterial é rico em oxigênio (O_2). Para estancá-lo, é necessário fazer compressão por dez minutos consecutivos, pois esse sangue possui força e percorre as artérias, cuja estrutura é espessa e resistente para suportar essa pressão arterial. O sistema atua também na homeostase, com uma especialidade a mais. Por possuir toda essa pressão, torna-se complicado exercer a compressão de uma artéria.

É através desse sangue que se afere a pressão arterial de uma pessoa, podendo ser verificado tanto do lado esquerdo quanto do direito, pois há uma simetria (o que há de um lado também há do outro). Podem ocorrer situações em que as pressões sejam diferentes. A causa é uma anatomia mais estreita ou uma obstrução de uma artéria, que pode ser um dos exemplos a ser verificado.

A seguir, acompanhe a ilustração para melhor visualização do processo de coagulação. Com a ruptura do vaso sanguíneo, as células sanguíneas saem e ficam armazenadas sob a pele, gerando o hematoma. Na região craniana, esse evento do hematoma não é percebido em razão da calota craniana (Figura 3.6).

Artemidapsy/Shutterstock.com

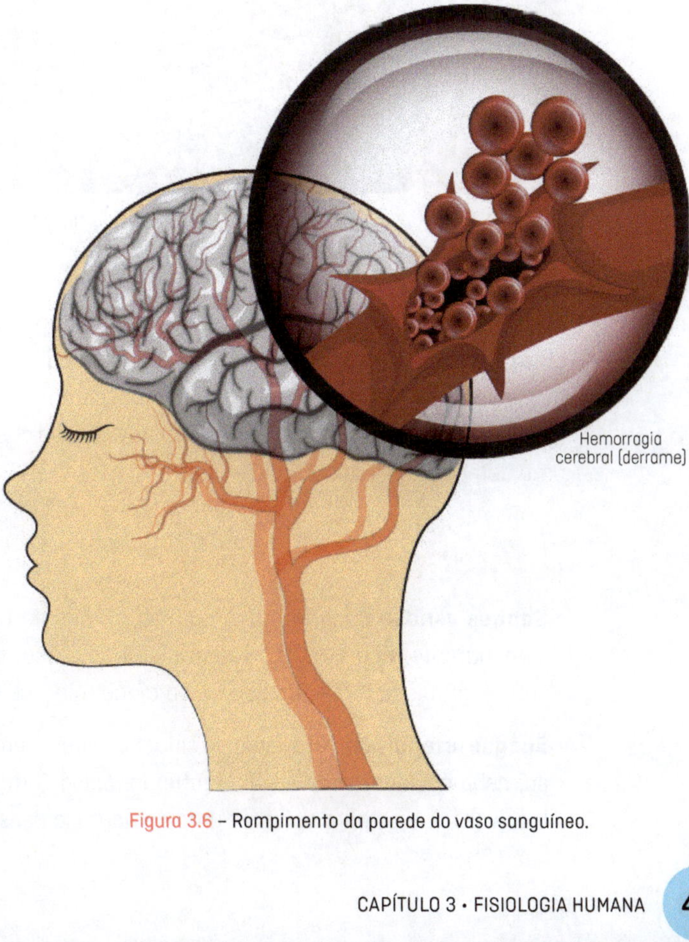

Figura 3.6 – Rompimento da parede do vaso sanguíneo.

Formação do coágulo

Quando há um extravasamento sanguíneo, seja de sangue venoso ou arterial, ocorre o estancamento hemorrágico do vaso sanguíneo, a formação de um coágulo, trombo ou êmbolo. Esse tamponamento se dá quando o sistema sanguíneo percebe o rompimento da parede do vaso; as plaquetas, hemácias e fibrinas são acionadas para o local e executam o fechamento (Figura 3.7).

Lightspring/Shutterstock.com

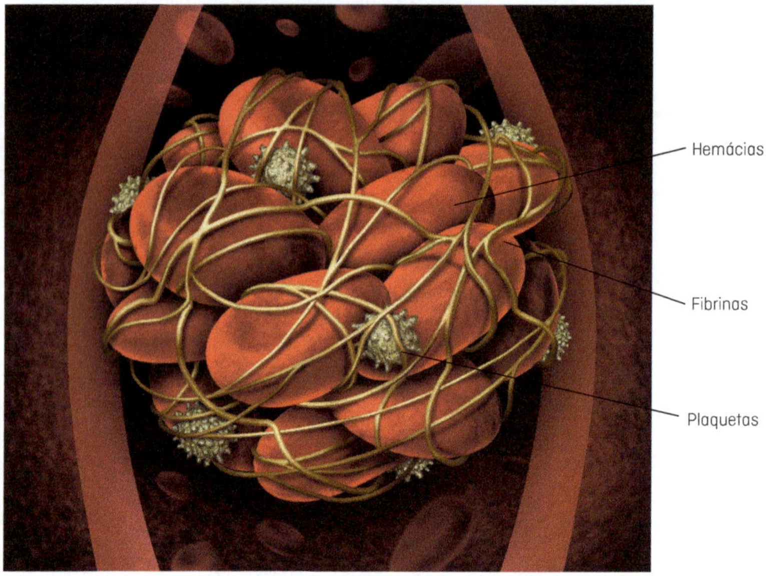

Figura 3.7 – Formação do coágulo.

Chamamos a atenção para o coágulo interno. O sangue passa pelo vaso sanguíneo com muita rapidez. Por isso, leva juntamente com seu fluxo o coágulo formado e pode obstruir um vaso de menor calibre. Nosso sistema possui a dissolução dessa formação naturalmente, porém há casos em que o mecanismo não consegue efetuar esse trabalho e levar à obstrução de um vaso em uma determinada região.

Diferenças do sangue

- **Sangue venoso** (lado direito do coração): circula em veias; parede fina; transparente; rico em CO_2; superficial; não pulsa; mais lento; vermelho-rubro, quase bordô, e leva de três a cinco minutos para estancar.
- **Sangue arterial** (lado esquerdo do coração): circula em artérias; parede grossa; esbranquiçada; rico em O_2; profundo; pulsa; jorra; vermelho bem vivo e leva dez minutos para estancar uma hemorragia desse sangue potente.

Pressão sanguínea

A pressão sanguínea deve ser aferida com a pessoa sentada e com o antebraço em repouso sobre um apoio, jamais com o membro sendo sustentado por ela, pois nesse esforço a pressão tende a ser diferente.

Leitura da pressão sanguínea

Tatiana Popova/Shutterstock.com

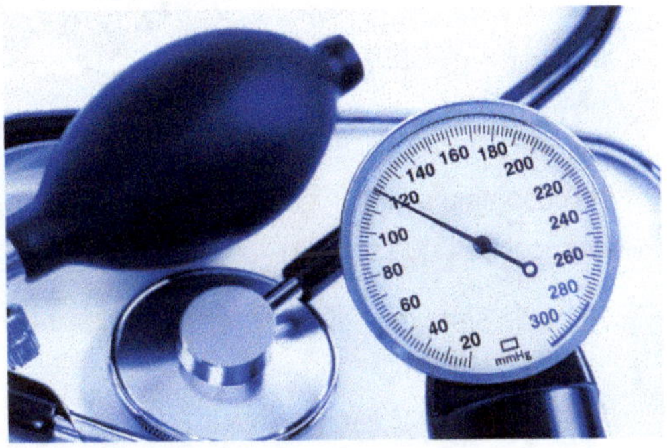

Figura 3.8 – Marcador do manômetro.

O procedimento em que se utiliza o aparelho de pressão arterial denomina-se aferição de pressão, leitura que compreende dois números, exemplificados em seguida:

PA (pressão arterial) = 110 por 70. Escrevemos 110 x 70. Usualmente as pessoas dizem 11 por 7, mas o correto é 110 x 70, pois o aparelho é regulado para milímetros de mercúrio (mmHg).

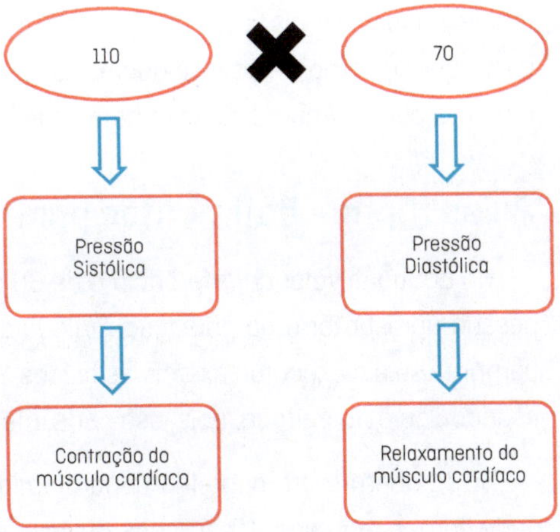

O nome do aparelho que afere a pressão é esfigmomanômetro e pode ser **analógico** ou **digital**. O aparelho é composto do material que envolve o braço, denominado manguito, e o relógio, que recebe o nome de "manômetro".

A parte que apertamos recebe o nome de pera, uma bolsa de borracha que possui uma válvula para abertura e fechamento (Figura 3.9).

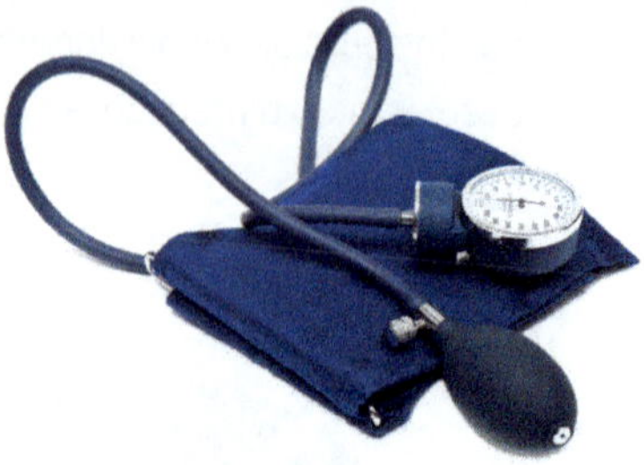

biphotographs/Shutterstock.com

Figura 3.9 – Aparelho analógico de pressão arterial.

O aparelho digital (Figura 3.10) para aferição da pressão arterial apresenta três identificações, quais sejam:

- Pressão sistólica
- Pressão diastólica
- Pulsação

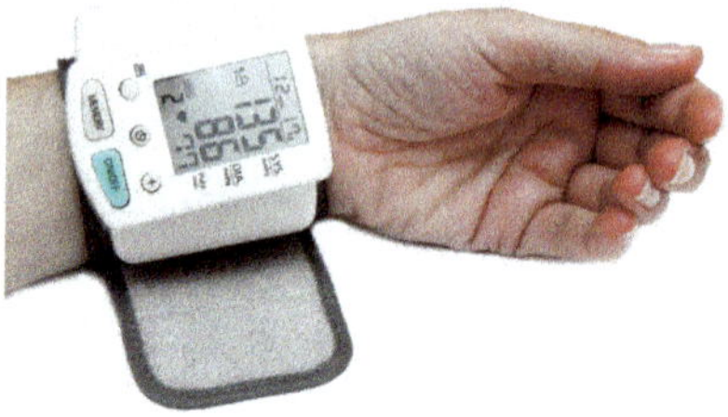

Abel Tumik/Shutterstock.com

Figura 3.10 – Aparelho digital de punho para aferição/mensuração de pressão arterial.

O procedimento somente pode ser realizado no braço uma vez. Não pode ser repetido duas ou mais vezes no mesmo braço ou punho, pois a pressão foi alterada quando comprimida pelo aparelho. Caso haja necessidade, aferir no outro braço ou punho. Aguardar dez minutos para retornar à normalidade arterial.

Pulso (bpm – batimentos por minuto)

No adulto, o valor de referência é de 60 a 80 batimentos por minuto. Se a pessoa apresentar uma pulsação maior, não se abale, mantenha a calma e pergunte se ela executou exercícios físicos, passo acelerado, corrida, se subiu escadas ou está agitada, pois isso pode interferir no resultado apresentado.

Há também outro aparelho denominado estetoscópio, um dispositivo de audição que, ao ser colocado nos ouvidos e a outra parte colocada sobre a artéria, abaixo do manguito, afere/mensura um resultado da pressão. Assim sendo, ao ser comprimido no braço, o manguito inflado pressiona também essa parte e oferece um som, que chamamos de "ausculta". O posicionamento correto do estetoscópio é fundamental para se obter um registro preciso. A ausculta cardíaca é na região torácica anterior (na região da frente).

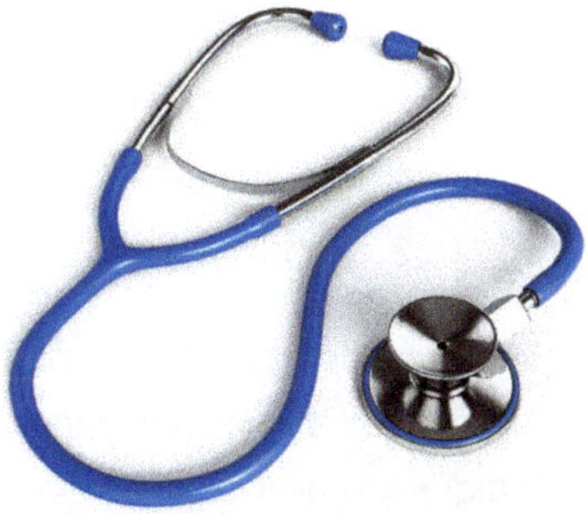

Sashkin/Shutterstock.com

Figura 3.11 - Estetoscópio

IMPORTANTE!

Ao fazer uma média de sentir a pulsação e multiplicar por 4, 8 ou 16, o resultado é impreciso. Caso haja uma arritmia, não há como detectar; portanto, o correto é sentir a pulsação do pulso radial por um minuto inteiro.

Após a colocação do esfigmomanômetro no braço, posicionar o estetoscópio em seu devido lugar e a válvula da bolsa de borracha, "pera", deve ser totalmente fechada. Apertar a bolsa rapidamente até que o mostrador identifique a leitura de 220 mmHg.

A válvula deve ser aberta de forma lenta, porém não muito, porque não se consegue visualizar com precisão o resultado. A pressão do ponteiro deve cair gradualmente e, à medida que cai, o mostrador identifica onde houve um "picote". Ele marca onde foi a primeira pulsação ouvida no estetoscópio ou identificada no mostrador do manômetro. Essa primeira pressão é a **sistólica**, a contração do músculo cardíaco, o miocárdio.

À medida que o ponteiro diminui sua pressão, o som no estetoscópio vai desaparecer também. Nesse momento, identifica-se a pressão **diastólica**, o relaxamento do músculo cardíaco, o miocárdio em repouso.

Pressão sistólica

No primeiro resultado, denominado pressão sistólica, o músculo cardíaco está em sístole, momento em que ocorre a contração para esvaziamento do sangue. Essa pressão está em primeiro devido ao enorme esforço que ocorre para a primeira batida cardíaca.

Pressão diastólica

No segundo resultado, denominado pressão diastólica, ocorre um relaxamento do músculo, momento em que acontece o enchimento da câmara de sangue; o músculo está em diástole.

IMPORTANTE!

Devemos tomar cuidado ao aferir a pressão com o aparelho digital, pois ele foi programado para elevar um pouco a pressão, então desconta-se alguns mmHg[1]. Outro fator é o PUL[2], que vem a ser o bpm[3] (batimentos por minuto), no qual não é aferido um minuto. Portanto, em casos de arritmia cardíaca, não podemos confiar. Para concretizar o raciocínio, devemos contar a pulsação durante um minuto cheio. Quando se conta um quarto do tempo ou um oitavo ou até mesmo dezesseis avos, ficamos sem conhecer a real situação cardiológica do assistido.

Sistema circulatório sanguíneo

Quando observado por meio de um microscópio, é possível verificar que o sangue é constituído por um líquido amarelo, chamado plasma, no qual flutua um aglomerado de **células brancas e vermelhas, água, proteínas, glicose** e **sais minerais.**

Os glóbulos vermelhos são tão pequenos que em uma pequena gota de sangue são encontrados mais de 5 milhões deles. Esse sistema sanguíneo também é denominado tecido sanguíneo.

Alguns componentes que nele encontramos:

- Plasma sanguíneo, responsável por 66% de seu volume.
- Hemácias (eritrócitos ou glóbulos vermelhos).
- Leucócitos (glóbulos brancos).
- Plaquetas, responsáveis por aproximadamente 33% da composição do sangue.

A maior parte do plasma sanguíneo é composta por água (93%), daí a importância de sempre ingerir bastante líquido para manter a hidratação do corpo.

1. Milímetros de mercúrio.
2. Pulso, de pulsação arterial.
3. Batimentos por minuto.

Nos 7% restantes encontramos:

- Oxigênio
- Glicose
- Proteínas
- Hormônios
- Vitaminas
- Gás carbônico
- Sais minerais
- Aminoácidos
- Lipídios
- Ureia etc.

Os glóbulos vermelhos, também conhecidos como hemácias ou eritrócitos, transportam o oxigênio e o gás carbônico por todo o corpo. Essas células duram aproximadamente 120 dias; após isso, são repostas pela medula óssea.

IMPORTANTE!

Quando falamos ingestão de bastante líquido, devemos tomar o cuidado de fazer uma avaliação com o nefrologista para detectar como está o trabalho dos rins. Existem pessoas que não podem ingerir água em razão de alguma insuficiência renal ou mesmo por não possuir os dois rins. Portanto, fique atento!

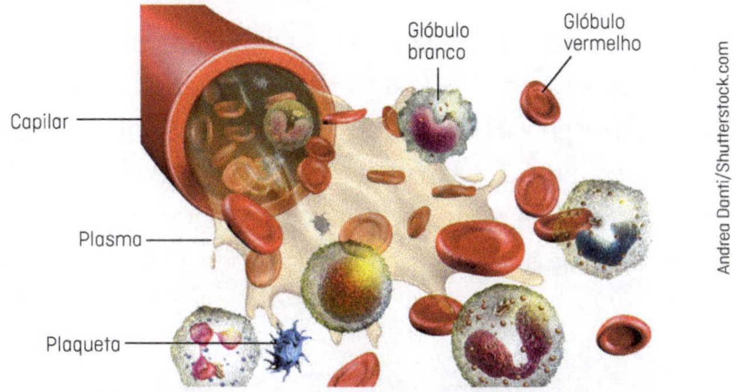

Figura 3.12 – Principais componentes do sangue.

Os **glóbulos brancos**, também chamados leucócitos, são responsáveis pela defesa do corpo. Eles protegem o organismo contra a invasão de micro-organismos indesejados (vírus, bactérias, fungos e outros agentes). De forma bastante simples, podemos dizer que eles são os "soldadinhos de defesa".

As **plaquetas** são fragmentos de células presentes no sangue, umas das principais responsáveis pela coagulação, o que evita a perda excessiva de sangue (hemorragia). Elas geralmente agem quando os vasos sanguíneos sofrem danos. Um exemplo simples é o caso de uma picada de agulha em que se observa uma pequena e ligeira perda de sangue que logo é estancada. Isso ocorre devido ao tampão plaquetário, denominado hemostasia.

A hemoglobina é a substância que dá a cor vermelha ao sangue. Ela contém o metal ferro, presente nos **glóbulos vermelhos** (eritrócitos) e sua função é o transporte de oxigênio pelo sistema circulatório. Esta chega às veias com alta concentração de gás carbônico, através da pequena circulação, após a hematose (oxigenação do sangue) que ocorreu nos pulmões.

A tonalidade azulada que se percebe abaixo da epiderme é em decorrência do gás carbônico percebido pelo microscópio em que predomina a cor azul. É incolor a olho nu.

A vida útil dos glóbulos é curta, mas graças à medula de certos ossos é possível o nascimento de novos glóbulos a cada minuto.

Composição predominante do sangue

Elementos celulares

Entre os elementos celulares mais comuns, vamos estudar três: os **eritrócitos** (glóbulos vermelhos); os **leucócitos** (glóbulos brancos); e as **plaquetas** (trombócitos).

Eritrócitos

Os eritrócitos são células altamente organizadas, embora não possuam núcleo nem DNA. São constituídos principalmente por hemoglobina, a proteína responsável pelo transporte de O_2. Assim, a principal função dos eritrócitos é carregar O_2 para as células e CO_2 fora das células. São formados na medula óssea e se mantêm na corrente sanguínea por cerca de 120 dias. Os eritrócitos velhos são removidos pelo fígado e baço e então destruídos.

Leucócitos

As células brancas do sangue são os componentes celulares encontrados em menor quantidade. Para cada 1000 glóbulos vermelhos há um glóbulo branco. Alguns tipos são os:

- **Fagócitos**: destroem bactérias invasoras e outras substâncias estranhas, são sintetizados na medula óssea.
- **Linfócitos**: glóbulos brancos especializados formados nos nodos linfáticos e no baço. Sintetizam imunoglobulinas ou anticorpos e as estocam.

Plaquetas

São formadas na medula óssea e no baço e controlam a coagulação do sangue, a hemostasia.

Fibrina

Proteína esbranquiçada insolúvel que constitui a parte essencial do coágulo sanguíneo e provém da ação da trombina sobre o fibrinogênio.

Plasma

É o líquido resultante da remoção, por centrifugação, de todos os elementos celulares. O plasma é constituído por 92% de água, 7% de proteína e o 1% restante contém: glicose, lipídeos, enzimas, vitaminas, hormônios e produtos de refugo como ureia e CO_2. Das proteínas do plasma, 55% são albumina (envolvida na regulação osmótica), 38,5% são globulina (que tomam parte de reações do sistema imune) e 6,5% são fibrinogênio (proteína envolvida em um complexo sistema de coagulação sanguínea). (GUYTON e HALL, 2017).

Aparelho respiratório

No aparelho respiratório existem algumas estruturas que devemos conhecer, apresentadas a seguir.

Pulmões

O corpo humano possui dois pulmões: o direito e o esquerdo. A Figura 3.13 permite a visualização e melhor compreensão do enunciado.

Alila Medical Media/Shutterstock.com

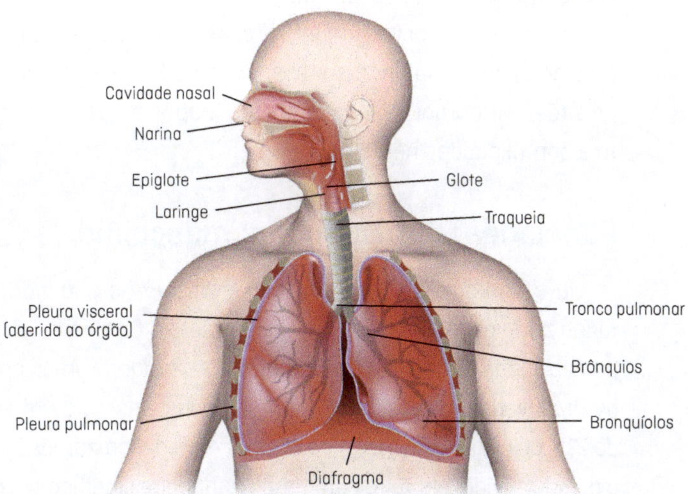

Figura 3.13 – Aparelho respiratório.

Sistema respiratório

A respiração é necessidade básica dos seres vivos. Sucede pela absorção de oxigênio e pela eliminação de gás carbônico (CO_2) e oxigênio (O_2), que ocorre mediante a oxidação celular e a expulsão desses dois gases (CO_2 e O_2).

O ar entra por duas vias aéreas, a superior (cavidade oral e nasal) e a inferior (laringe, faringe, traqueia, brônquios, bronquíolos, alvéolos e saco alveolar).

Quando falamos em liberar as vias aéreas superiores (VAS), é importante lembrar o que estamos fazendo. O fato de elevarmos a cabeça retira a língua de cima da epiglote e facilita a passagem de ar para os pulmões.

Funcionamento pulmonar feminino

Os pulmões têm divisões com nome de "lobos". O pulmão direito possui três e o esquerdo tem apenas dois lobos. Todos contêm o lobo superior, denominado "ápice", que é a ponta dos pulmões, e a parte inferior e mais larga, com o nome de "base", a parte do meio que é somente do lado direito recebe o nome de terço médio.

A anatomofisiologia pulmonar feminina se diferencia da masculina em razão da inspiração. O ar, ou oxigênio, entra pela traqueia e a maior quantidade permanece no ápice pulmonar, indo somente uma pequena quantidade para o terço médio e para a base pulmonar. Esse pequeno fluxo colabora para que as paredes pulmonares não colabem (colem). A expansibilidade pulmonar da mulher ocorre do mamilo para cima da caixa torácica. Dizemos, então, que é uma expansibilidade "torácica". Essa característica advém do fato de a mulher ser progenitora. Por ser mãe, ela usufrui de condições diferenciadas. Se a mulher respirasse como o homem, na gestação ocorreriam pressões intracranianas no concepto (bebê), o que resultaria em desconforto e complicações neurológicas.

Funcionamento pulmonar masculino

Já a anatomofisiologia masculina absorve a quantidade real, utilizando todos os espaços das vias aéreas inferiores. Com isso, quando ocorre a expansibilidade torácica, é o abdome que se expande. Após analisarmos alguns autores, verificamos que a indicação necessária para uma qualidade de ar é de 21% de oxigênio. Utilizamos apenas 4% e desprezamos 17% do gás. Quando o ar é devolvido, ele volta com uma quantidade significativa de oxigênio juntamente com o gás carbônico.

IMPORTANTE!

Você já se perguntou que gases inalamos e expiramos durante a respiração? Nós inalamos oxigênio e liberamos gás carbônio e também oxigênio, pois devolvemos para o meio ambiente o oxigênio inalado que não utilizamos. É por isso que há a insuflação/ventilação na reanimação cardiopulmonar (RCP), com máscara apropriada para a conduta.

Uma vítima que está em parada cardiorrespiratória necessita de oxigênio (O_2) e não de gás carbônico (CO_2). Se devolvêssemos na expiração somente CO_2, a vítima entraria em acidose metabólica[4] e não retornaria.

As estruturas do aparelho respiratório apresentam as características a seguir:

- **Traqueia**: passa somente ar.
- **Esôfago**: passa alimento, líquido e ar também.
- **Epiglote**: estrutura que protege a traqueia para não penetrar nada além de ar.
- **Glote**: porção entre as pregas vocálicas.

Traqueia

Estrutura cilindroide repleta de anéis cartilagíneos incompletos em forma de "C". Ao final sofre duas ramificações denominadas brônquios principais, direito e esquerdo, dirigindo-se aos pulmões, seguindo como bronquíolos, saco alveolar (Figura 3.14).

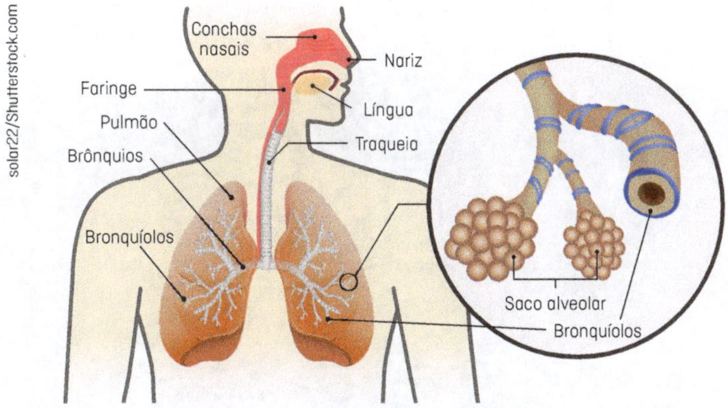

Figura 3.14 – Traqueia e órgãos adjacentes.

4. Acidose metabólica é a corrente sanguínea ácida, decorrente do excesso de ácido no sangue, de perda de bicarbonato no sangue ou, ainda, de acúmulo de dióxido de carbono no sangue decorrente do deficit da função pulmonar ou de respiração ineficaz (acidose respiratória).

Epiglote

Cartilagem epiglótica, ímpar e mediana, fina e folha, situada na base da língua. Tem como função proteger a traqueia para obter somente o oxigênio do ambiente. Quando houver a menor presença de quaisquer substâncias na cavidade oral, a epiglote abaixa, impedindo a passagem da traqueia para que não adentre nenhum tipo de líquido ou alimento sólido.

Glote

Porção entre as pregas vestibular e vocal, localizada abaixo da epiglote.

Esôfago

É um tubo muscular que se inicia após a faringe e completa seu trajeto no estômago. Possui ao final um anel que controla entrada ou saída, denominada esfíncter esofagiano de controle involuntário, impulsionado por contrações da musculatura de sua parede, denominados movimentos peristálticos.

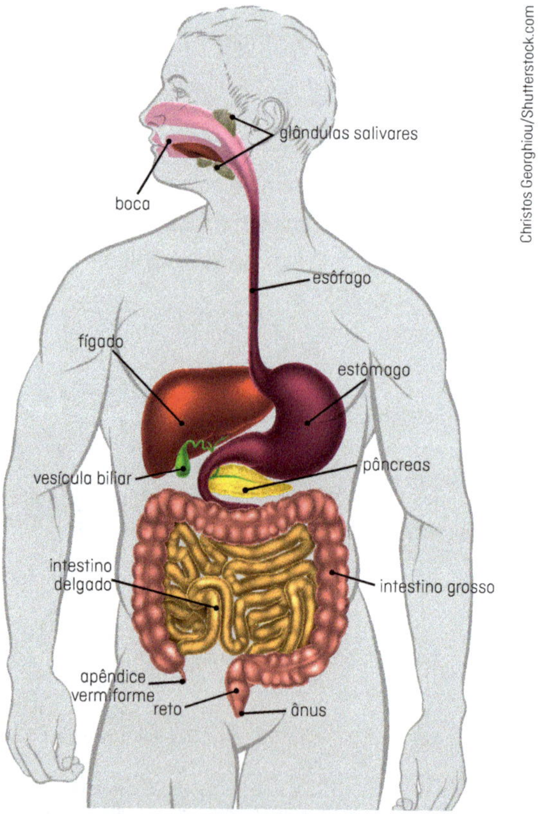

Figura 3.15. – Esôfago.

Pâncreas

Situa-se atrás do estômago, em posição retroperitoneal, fixado à parede posterior do abdome, corpo posicionado transversalmente com cauda. É uma glândula exócrina e endócrina. A secreção endócrina é a insulina e a exócrina, o suco pancreático. As enzimas digestivas são secretadas pelos ácinos pancreáticos e é secretado grande volume de solução de bicarbonato de sódio.

Essa secreção pancreática contém enzimas para digerir todos os três tipos principais de alimentos (proteínas, carboidratos e gorduras). O pâncreas também é responsável pela liberação de dois hormônios: a insulina, que promove a entrada de glicose nas células corporais e controla a intensidade do metabolismo na maioria dos carboidratos, e o glucagon, hormônio responsável pela transformação do glicogênio em glicose e liberada no sistema. Esses dois hormônios são regulados pela somatostatina, que é um hormônio proteico também produzido pelo pâncreas a fim de regular os dois anteriores, mantendo-os em equilíbrio.

Designua/Shutterstock.com

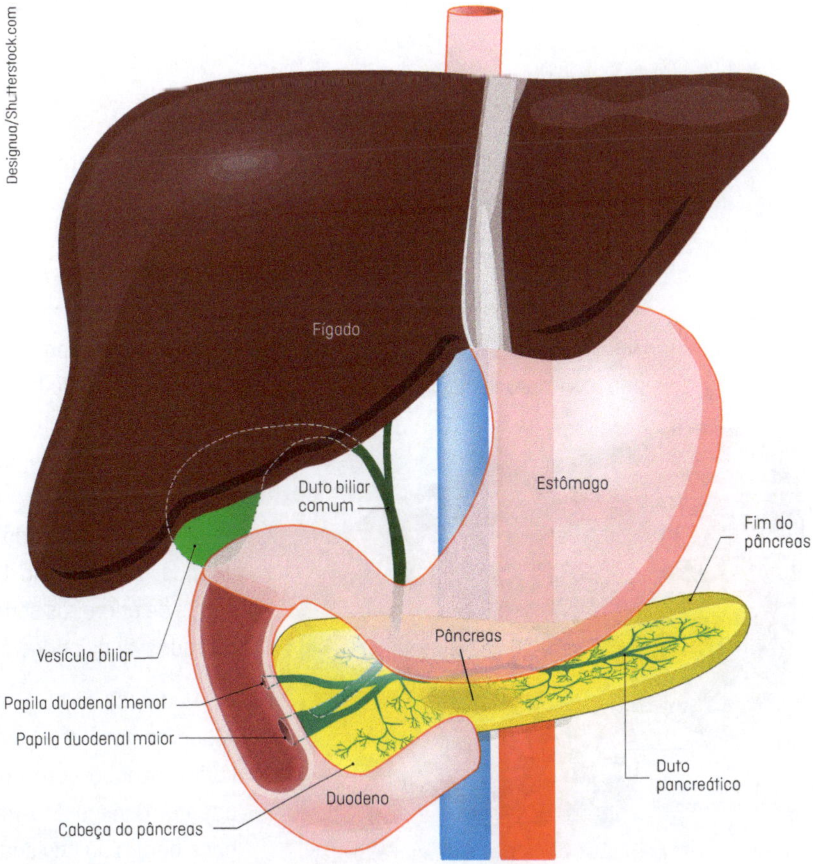

Figura 3.16 – Pâncreas.

Estômago

Órgão peritonizado, o que lhe confere mobilidade, com característica similar a um saco fibromuscular, que secreta suco gástrico, situado na parte superior da cavidade abdominal, inferior ao diafragma e ao fígado. Possui a forma da letra "J", quando vazio. Seu pH é de aproximadamente 1,5 a 2,0 (extremamente ácido) para ocorrer o processo digestório; sua mucosa gástrica é firme e resistente para suportar as substâncias químicas que adentram nessa cavidade.

sciencepics/Shutterstock.com

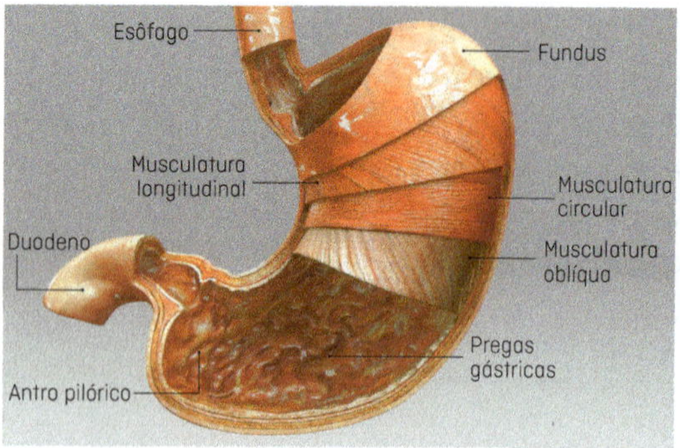

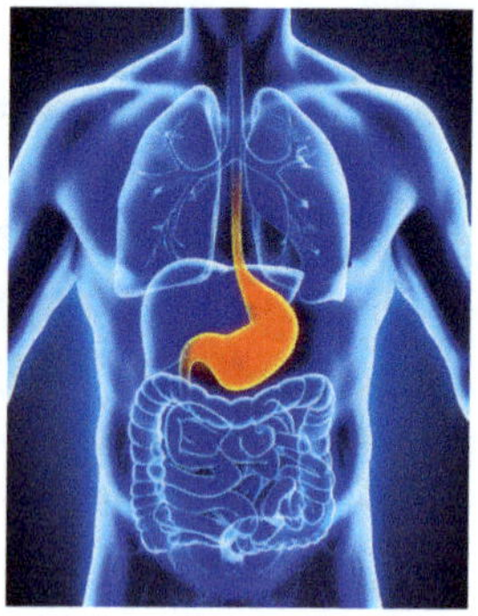

Nerthuz/Shutterstock.com

Figura 3.17 – Estômago.

IMPORTANTE!

Esfíncter esofágico é o mesmo que esfíncter esofagiano.

Baço

Esse órgão é especial. Além de produzir sangue, ele também atua como equilibrador ao armazenar as células hemácias mortas para excretá-las aos poucos na corrente sanguínea. Caso haja uma ruptura de baço, todas essas impurezas vão para a corrente sanguínea e em questão de segundos a vítima pode ser acometida por uma infecção generalizada, um choque séptico, a septicemia. E podendo, em casos de primeiros socorros mais demorados, ocasionar o óbito.

Tefi/Shutterstock.com

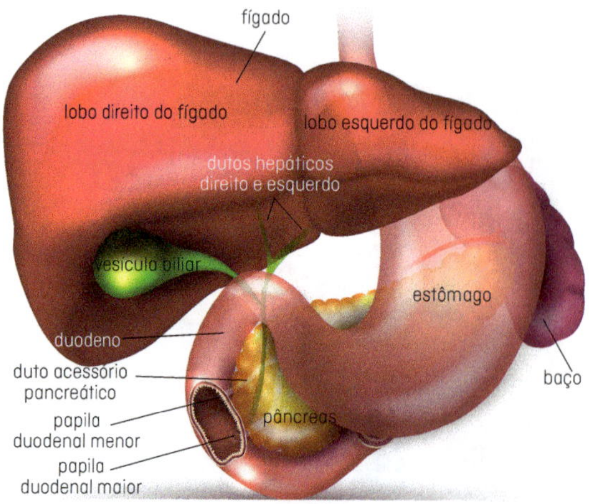

Figura 3.18 – Baço.

Podemos viver sem esse órgão. A homeostase atua e ocorre o equilíbrio, fazendo com que o corpo se adapte. O risco é o rompimento do baço dentro da cavidade peritonial.

EXERCÍCIOS

1. Em qual dessas situações ocorre a homeostase?
   a) Quando o sistema de nosso corpo reage às situações cotidianas promovendo condições para a manutenção do equilíbrio.
   b) Quando o sistema sanguíneo está em ação, promovendo uma hemorragia.
   c) Quando o indivíduo que não se alimentou precisa de ácido clorídrico.
2. Como se dá o tamponamento em uma hemorragia?
   a) Quando a pessoa coloca um tecido úmido na região do sangramento.
   b) Quando a homeostase envia para o local as células plaquetas, hemácias e fibrinas.
   c) O tamponamento ocorre somente quando é acionada a compressão do local.
3. O coração é uma bomba cardíaca que executa movimentos de compressão e relaxamento. Diante dessa afirmação, podemos concluir que:
   a) Quando se afere a pressão arterial, a PA, temos o resultado desses movimentos de compressão e relaxamento do miocárdio com a pressão sistólica e diastólica.
   b) No momento de repouso de uma pessoa, o coração descansa, portanto ele só faz movimentos de relaxamento.
   c) O coração não descansa em nenhum momento. Ele executa seus movimentos independentemente, portanto ele não altera seu ritmo.
4. Uma pessoa acidentada apresenta sangramento intenso de cor vermelho-rubro e com um fluxo sem jatos. Diante deste enunciado, afirmamos que se refere a uma hemorragia:
   a) Venosa, pois pelas características sanguíneas, identificamos o sangramento que está abaixo da pele, exigindo uma compressão de três a cinco minutos para o estancamento.
   b) Arterial, porque o sangue apresenta coloração de composição de O_2 e, diante disso, devemos comprimir por dez minutos para o devido estancamento.
   c) Importante e dupla, venosa e arterial; para a compressão, devemos utilizar o torniquete.
5. Para o exercício de um socorrista, faz-se necessário o conhecimento da anatomofisiologia humana porque:
   a) Um socorrista deve executar os procedimentos independentemente do conhecimento da anatomofisiologia, pois se trata de urgência e não há condições de interação com esse problema.
   b) Um socorrista deve conhecer a anatomofisiologia para poder discutir com pessoas e impor seus conhecimentos, pois somente assim ele será respeitado.
   c) Um socorrista deve ater-se à anatomofisiologia para possuir condutas profissionais diante de uma vida, pois não basta apenas executar e sim executar com conhecimento de um todo.

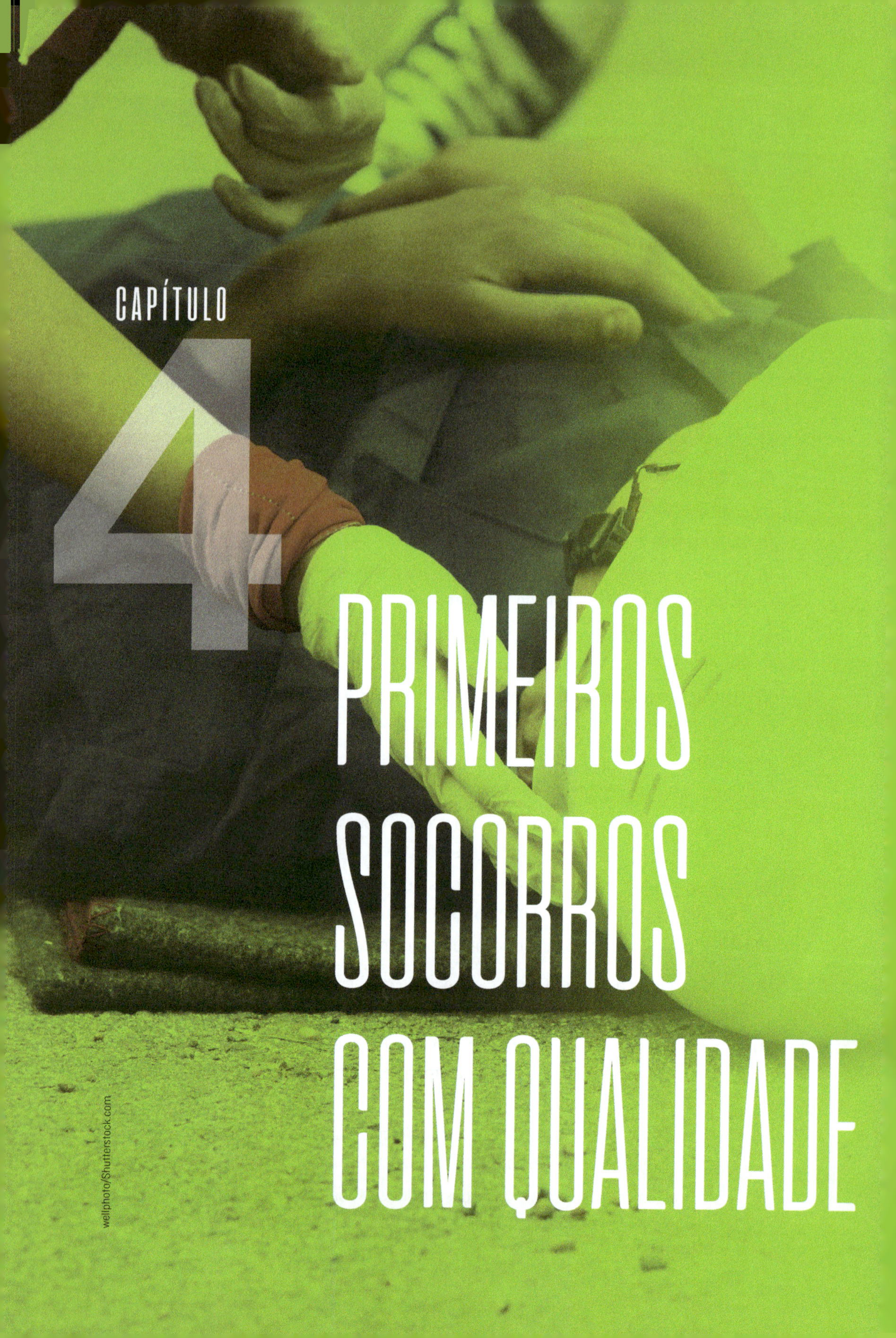

CAPÍTULO

4 PRIMEIROS SOCORROS COM QUALIDADE

wellphoto/Shutterstock.com

Para os procedimentos de primeiros socorros devem ser enfatizados alguns tópicos imprescindíveis, descritos em seguida.

- Introdução à anatomofisiologia humana.
- A importância de conhecer os ossos.
- Fisiologia de órgãos vitais: cérebro, coração e pulmões e também de outras estruturas e órgãos, tais como traqueia, epiglote, glote, esôfago, pâncreas, estômago;
- Perfil e conduta do socorrista.
- Conhecimento de alguns termos (SSVV[5], VAS[6], MMSS[7], MMII[8], tipos de decúbito).
- Identificação das avaliações primárias e secundárias.
- Identificação de hemorragias venosas e arteriais.
- Ferimentos corto-contuso (lesões), amputações, corpo estranho.
- Fraturas abertas e fechadas com imobilizações.
- Queimaduras (produtos químicos, gelo, fogo, corrente elétrica).
- Insolação.
- Intermação.
- Tipos de choques: elétrico, hipovolêmico, séptico, térmico, anafilático, cardiogênico (fibrilação FV), neurogênico.
- Acometimentos da corrente elétrica no sistema.
- Crise de epilepsia.
- Como fazer um curativo.
- Diabetes mellitus.
- IAM (infarto agudo do miocárdio), trombose, coagulação, embolia.
- AVCE (acidente vascular cerebral encefálico), derrame.
- PCR (parada cardiorrespiratória) e RCP (reanimação cardiopulmonar).
- Conhecimento do aparelho para fibrilação ventricular esquerda – o cardioversor elétrico e sua unidade de medida.
- Identificar um simples mal súbito com e sem cianose labial.
- Técnicas para remoção e transporte de vítimas, incluindo sem e com trauma cervical, com os equipamentos necessários: colar cervical, apoio de cabeça (*head block*), prancha longa com cintos.
- Acidentes domésticos.

5. Sinais vitais.
6. Vias aéreas superiores.
7. Membros superiores.
8. Membros inferiores.

Este material serve de esclarecimento aos profissionais socorristas. Ao final do conteúdo apresentamos um glossário para apreciação e pesquisa dos leitores.

Vale recordar que uma pessoa consegue permanecer sem oxigênio e glicose por um período de quatro minutos sem lesões futuras, portanto deve-se agir rápido e com segurança. A vida de um acidentado depende do modo e da eficácia do atendimento.

Perfil do socorrista

Pode-se definir o atendimento temporário e imediato de uma pessoa que está ferida ou que adoece repentinamente.

Objetivos

- Reconhecer situações com risco de morte.
- Aplicar respiração e circulação artificial quando necessário.
- Controlar sangramentos.
- Evitar infecções.
- Deixar a vítima o mais confortável possível.
- Providenciar assistência hospitalar e transporte o mais rápido possível.

IMPORTANTE!

A respiração artificial pode ser realizada somente quando o socorrista tiver em mãos a máscara de barreira para RCP. Não é permitida a manobra boca a boca, devido ao alto índice de contaminação.

Conduta inicial

1. Bom-senso.
2. Compromisso com a vida.
3. Determinação e objetividade.
4. Domínio da situação.
5. Rapidez para improvisação.

6. Reconhecer seus limites.
7. Responsabilidade.
8. Segurança em suas atitudes.
9. Preservar sua própria integridade.
10. Observar o local do acidente.
11. Executar os procedimentos com EPIs, como luvas, máscara, óculos etc.

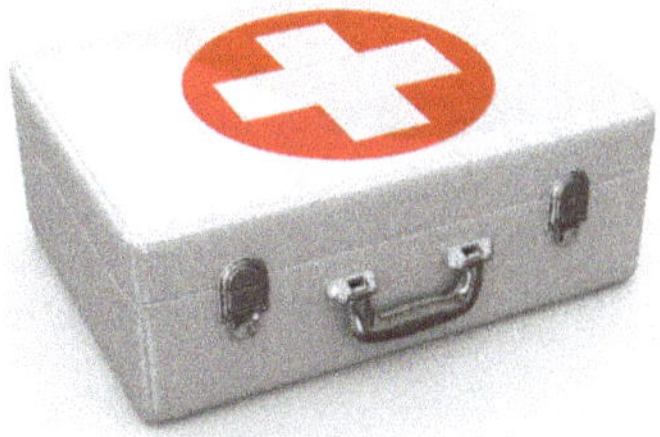

Maxx-Studio/Shutterstock.com

Figura 4.1 – Modelo de maleta de primeiros socorros de uso doméstico.

12. Estabelecer comunicação com a vítima (caso apresente SSVV).
13. Fazer perguntas: nome, o que aconteceu, "onde dói". Nunca faça perguntas cujas respostas sejam números.
14. Priorizar a principal queixa, os sintomas.

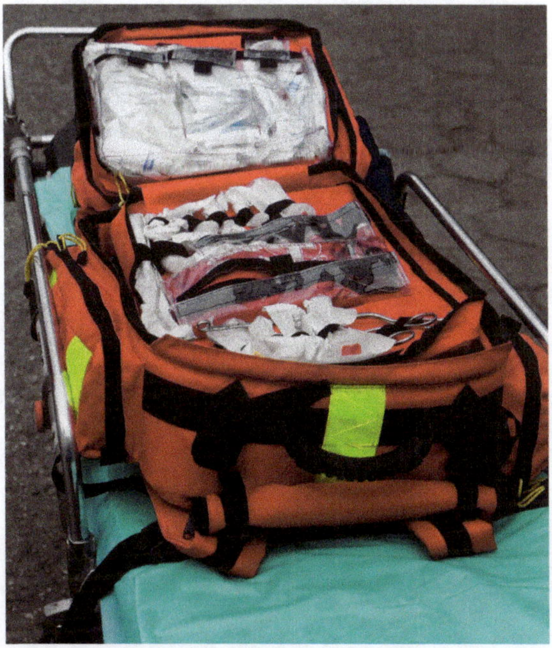

cigdem/Shutterstock.com

Figura 4.2 – Modelo de maleta de primeiros socorros para socorrista.

IMPORTANTE!

Fique sempre atento(a) à validade dos produtos que estão armazenados na maleta ou mochila de primeiros socorros. Nunca utilize produtos vencidos.

Indicadores de estado

Os indicadores levam a minimizar a instabilidade da vítima. É preciso estar atento aos detalhes. Utilizamos alguns recursos técnicos para identificar o quadro em que a vítima se encontra. Um deles é a escala de Glasgow universal, que objetiva identificar nível de consciência da pessoa. Essa escala contempla números de 3 a 15 e quanto menor for o número, mais gravidade apresenta o quadro e na outra tabela de 1 a 6. Atenção, são diferentes!

Avaliamos, nesse momento, dados imprescindíveis para evolução de um quadro por todos que o executam. A seguir, pontos técnicos importantes para o conhecimento e conduta do socorrista.

1. **Consciente:** se responde aos estímulos, está responsivo.
2. **Sonolento:** quando não requisitado, dorme involuntariamente.
3. **Obnubilado:** encontra-se muito sonolento, desorientado e confuso.
4. **Torporoso ou estupor:** abre os olhos somente com estímulos dolorosos.
5. **Coma superficial:** não emite resposta, não abre os olhos nem com estímulos dolorosos.
6. **Coma com decorticação:** apresenta postura propiciada pelo núcleo rubro. Afeta o tronco cerebral. A vítima possui uma forma de rigidez da musculatura, os antebraços se elevam até o tronco e as mãos ficam retraídas e fechadas.
7. **Coma com descerebração:** apresenta postura propiciada pelo núcleo vestibular lateral ou núcleo de Deiters, parecida com postura de tétano. Afeta o tronco cerebral. A rigidez do corpo em posição ereta, dizemos opistótono, que se resume em posição ereta do corpo, com os dentes cerrados, os braços e membros inferiores estendidos e rígidos. As mãos se voltam para fora de forma rígida.
8. **Coma profundo:** não apresenta nenhuma resposta.
9. **Morte cerebral:** somente após exames mais precisos ou após muito tempo sem sinais vitais; todavia, apenas o médico pode assinar a morte cerebral.

A seguir, explicamos a escala de Glasgow com dados baseados em publicações científicas diversas.

Interpretação dos resultados – escala de Glasgow[9]

Elementos da escala

A escala compreende três testes, sendo respostas de abertura ocular, fala e capacidade motora. Os três valores separadamente, assim como sua soma, são considerados.

Tabela 4.1 – Escala de Glasgow

	1	2	3	4	5	6
Ocular	Não abre os olhos	Abre os olhos em resposta a estímulo de dor	Abre os olhos em resposta a um chamado	Abre os olhos espontanea-mente	N/A	N/A
Verbal	Emude-cido	Emite sons incompreen-síveis	Pronuncia palavras desconexas	Confuso desorientado	Orientado conversa normal-mente	N/A
Motor	Não se movi-menta	Extensão a estímulos dolorosos (descerebração)	Flexão anormal a estímulos dolorosos (decorticação)	Flexão inespecífica Reflexo de retirada a estímulos dolorosos	Localiza estímulos dolorosos	Obedece a comandos

Tabela elaborada pela autora com base em dados empíricos.

Abertura ocular (AO)

Existem 4 níveis.

- 4 = Olhos se abrem espontaneamente.
- 3 = Olhos se abrem ao comando verbal. Não confundir com o despertar de uma pessoa adormecida; neste caso, marque 4, se não, 3.
- 2 = Olhos se abrem por estímulo doloroso.
- 1 = Olhos não se abrem.

Melhor resposta verbal (MRV)

Existem 5 níveis.

- 5 = Orientado. O paciente responde coerentemente e apropriadamente às perguntas sobre seu nome e idade, onde está e por que, a data etc.

9. Enfermagem saudável. Escala de coma de Glasgow. Disponível em: <http://enfermagemsaudavel.com.br/diagnostico/escala-de-coma-de-glasgow/>. Acesso em: 4 out. 2017.

- 4 = Confuso. O paciente responde às perguntas coerentemente mas há alguma desorientação e confusão.
- 3 = Palavras inapropriadas. Fala aleatória, mas sem troca conversacional.
- 2 = Sons ininteligíveis. Gemendo, grunhido, sem articular palavras.
- 1 = Ausente.

Melhor resposta motora (MRM)

Existem 6 níveis.

- 6 = Obedece a ordens verbais. (O paciente faz coisas simples quando lhe é ordenado.)
- 5 = Localiza estímulo doloroso.
- 4 = Retirada inespecífica à dor.
- 3 = Padrão flexor à dor (decorticação).
- 2 = Padrão extensor à dor (descerebração).
- 1 = Sem resposta motora.

Em uma pontuação total de 3 a 15, temos: 3: coma profundo (85% de probabilidade de morte; estado vegetativo); 4: coma profundo; 7: coma intermediário; 11: coma superficial; 15: normalidade.

Já no que se refere à classificação do trauma cranioencefálico (ATLS, 2005), temos: 3-8: grave (necessidade de entubação imediata); 9-12: moderado; 13-15: leve.

Escala pediátrica

Melhor resposta motora:

1. Nenhuma resposta.
2. Extensão (descerebração).
3. Flexão (decorticação).
4. Afasta-se da dor.
5. Localiza a dor.
6. Obedece aos comandos.

Melhor resposta verbal:

1. Nenhuma resposta.
2. Inquieto, inconsolável.

3. Gemente.
4. Choro consolável, interação adequada.
5. Sorri, orientado pelo som acompanhando objetos, ocorre interação.

Melhor resposta ocular:

1. Nenhuma.
2. Com a dor (exemplo: leve beliscão).
3. Com a fala.
4. Espontâneo.

Obnubilação

Existe um quadro clínico para o qual o socorrista deve ficar atento: a **obnubilação da consciência**. Esse fator é relevante para obter uma dimensão de alteração da consciência e se caracteriza pela observação da diminuição da sensopercepção da vítima, lentidão de compreensão ou pela devolutiva das impressões sensoriais. Há prejuízo visível da fixação ou de busca por memórias, podendo ocorrer também desorientação ou sonolência em maior ou menor escala.

A vítima obnubilada terá dificuldades para se lembrar de coisas simples. Pode ocorrer, em paralelo, deterioração do pensamento conceptual, que se torna incoerente e fragmentário. Em alguns momentos podem ser desencadeadas ações alucinógenas, pseudoalucinatórias[10] ou delirantes.

A vítima não consegue relatar nenhum sintoma (queixa somática), por estar envolvida em uma rede confusa, mas esses sinais são visíveis para o socorrista pelas características aparentes, tais como: fisionomia, aspecto de sofrimento, inquietação, ansiedade, depressão e irritabilidade.

O socorrista pode avaliar a vítima obnubilada, e presenciar alguns graus desse quadro clínico, desde leve torpor até o coma. A **obnubilação da consciência** pode representar o primeiro grau da confusão mental e ainda constituir a fase primária da instalação para o coma.

No atendimento aos assistidos, acidentados ou outros, veja o que é preciso observar.

- **Sinal**. É o que eu estou vendo: respiração, palidez, pele fria, pulso etc.
- **Sintoma**. É o relato da vítima, dados subjetivos, nem sempre podem ser confirmados: algia (dor), náusea, membro que não sente, formigamento etc.
- **Sintomatologia**. É o conjunto de sinais e sintomas.

10. Falsas alucinações (sensações)

Visão

A visão é responsável por detectar imagens e interpretá-las diante da mensagem armazenada. As informações são transmitidas através da retina, que por meio do nervo óptico as envia para o córtex cerebral.

Observar nos olhos: é importante verificar se a visão é turva, embaçada, olhos doloridos ou vermelhos, se há acuidade visual, estado das pupilas (observar sempre as duas, pois podem estar diferentes). Estes são exemplos de anormalidades.

Acuidade visual é a capacidade de distinguir dois pontos próximos, dependendo de alguns fatores, sendo um deles o espessamento dos fotorreceptores da retina.

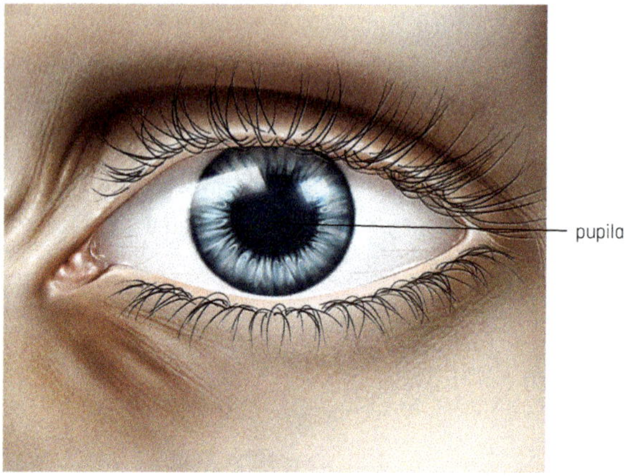

Figura 4.3 – Anatomia do olho.

IMPORTANTE!

Em alguns casos de óbito, epilepsia, choques, ingestão excessiva de drogas, dentre outros quadros clínicos, há liberação de esfíncteres, que são musculaturas: ânus, estômago, uretra, ampola retal. Como há descontração muscular, a vítima pode defecar ou urinar no momento do acidente ou incidente.

Tipos de pupila

Pupila é a parte do olho situada no centro de cada íris, que se altera conforme os raios luminosos, sendo possível detectar se algo está errado; por exemplo, se há lesão de coluna, ou ainda em caso de óbito, drogas, choque elétrico etc. Veja no quadro a seguir ilustrações esquemáticas que explicam melhor a relação pupilas X lesões eventuais.

PUPILAS ISOCÓRICAS

Pupila é o centro da íris, essa região reage com a luz ou na ausência. As pupilas são ditas como fotorreagente motoras. Na presença da luz elas se contraem e na ausência de luz elas se dilatam para ver melhor.

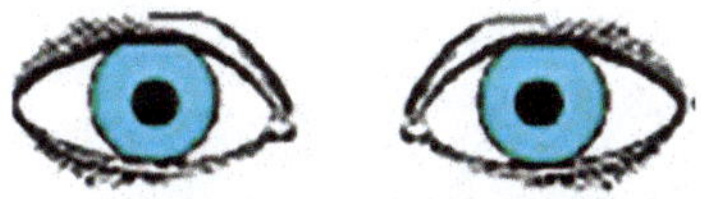

PUPILAS MIDRÍACAS

São pupilas dilatadas. Quando ocorre uma disfunção cerebral, os músculos relaxam, há liberação dos esfíncteres, por exemplo: óbito, drogas, engasgo, choque elétrico, pânico...

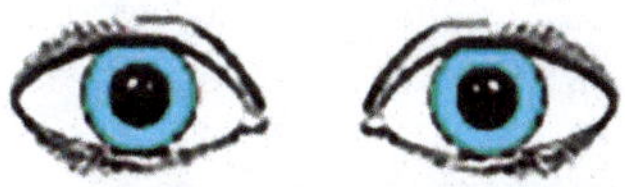

PUPILAS MIÓTICAS

Pupilas mióticas é quando não há estímulos e elas não reagem, mesmo com testes verbais, sensoriais e sensitivos. Alteração profunda do nível de consciência, exemplo: o coma.

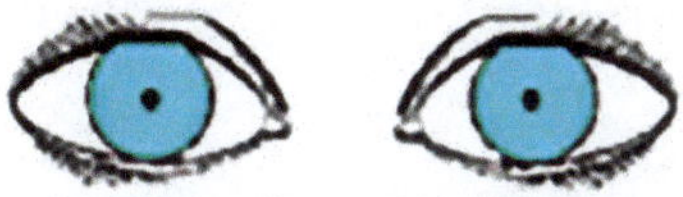

PUPILAS ANISOCÓRICAS

São pupilas diferentes. Nesse caso, ocorreu uma disfunção cerebral severa e deve ser acionado o resgate imediato. A imobilização deve ser na prancha com técnica específica para trauma. Exemplo de pupilas anisocóricas: Traumatismo crânio encefálico grave – TCE, lesão de coluna...

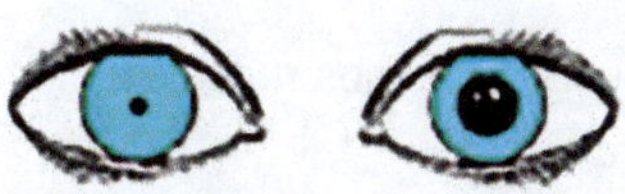

Audição

Possui a função de captar sons existentes no meio ambiente e enviá-los ao córtex cerebral. Os sons ou barulhos são originados por ondas sonoras, ocorrendo um mecanismo de compressão e descompressão. A audição é um órgão interessante além do normal, pois mesmo em situações de coma profundo, acidentes, desmaios e outros, a pessoa ouve e armazena as informações colhidas. Ao despertar, a pessoa pode ou não se lembrar das informações ouvidas, mas estarão sempre acolhidas no cérebro e podem vir à tona em qualquer situação.

Observar se ocorrem zumbidos nos ouvidos, sangramento da cavidade auditiva, obstrução por algum objeto ou outros.

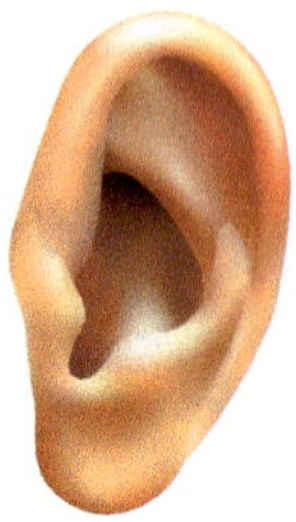

Macrovector/Shutterstock.com

Figura 4.4 – Audição (ouvido).

Tato

As mãos sentem o que tocam e respondem às informações do cérebro. Cada dedo possui um ponto para a detecção do sistema nervoso central e quando uma vítima é acometida por um acidente, por exemplo, exercitamos nosso saber e comprimimos levemente as pontas dos dedos para expressar se algo está errado com a coluna. Outro exemplo é a observação do sangue.

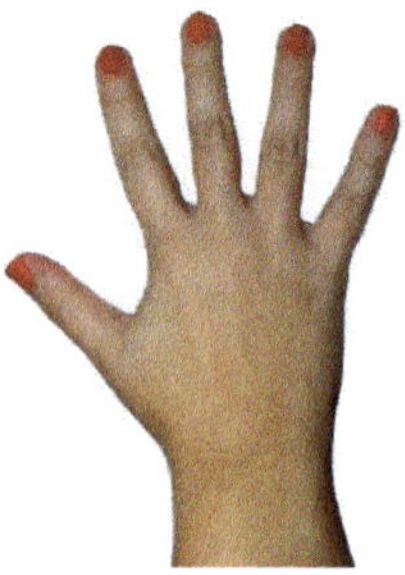

Acervo pessoal da autora.

Figura 4.5 – Tato (mão).

Observar nas mãos: sangramento, se estão edemaciadas (inchadas) ou com perfusão periférica capilar (apertar a ponta de um dos dedos para observar o preenchimento dos capilares sanguíneos). Outro fator que detectamos através das mãos, é lesão de coluna ou amputação, pois os nervos estão ligados à coluna vertebral e envia mensagens importantes para avaliação clínica do socorrista.

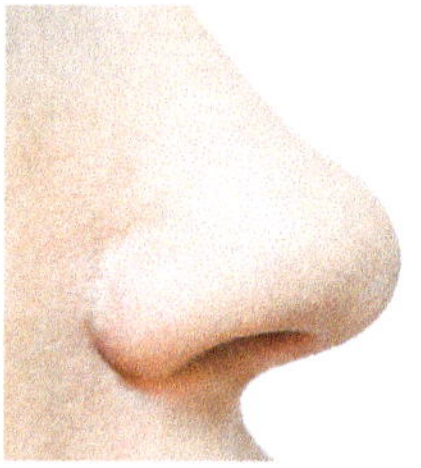

nfmk/Shutterstock.com

Figura 4.6 – Olfato (nariz).

Olfato

Observar nas narinas: sangramento (otorragia), obstrução e outros.

Boca

Na cavidade bucal, observamos alguns fatores que auxiliarão na conduta.

Observar o tipo de hálito, se há obstrução por alimento, próteses; se a boca apresenta sangramento.

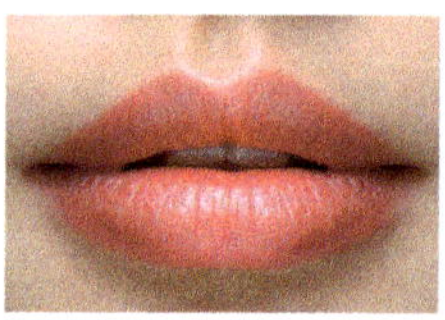

Valentina Razumova/Shutterstock.com

Figura 4.7 – Boca.

IMPORTANTE!

Cuidado com a manipulação nessa cavidade, pois para qualquer vítima, trata-se de uma intimidade profunda.

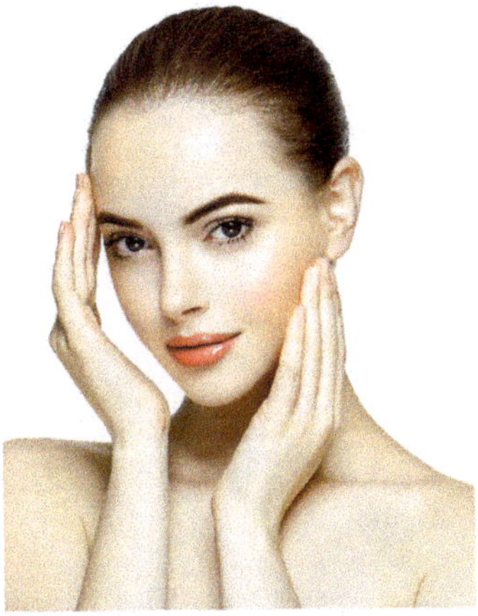

Irina Bg/Shutterstock.com

Figura 4.8 – Pele.

Aspecto da pele

A pele, também chamada de cútis ou, ainda, de tegumento, é um indicador importante para a conduta do socorrista.

Observar se está cianótica, apresenta falta de oxigênio nas extremidades, ficando de coloração arroxeada ou azulada; se há sangramento, ou edemaciada (inchada). Se há perfurações ou apresenta objetos transfixados (penetrantes) em alguma região da pele. Um exemplo bem característico é se a pele está vermelha, o que pode ser indício de pressão alta ou alta temperatura.

Imunização contra o tétano

O socorrista necessita da carteira de vacina ou imunização completa com as três doses dT (difteria e tétano), pois podem ocorrer ferimentos na pele e, se a imunização não estiver em dia, a bactéria do tétano pode penetrar na corrente sanguínea, evoluir para a tetanização[11] muscular e óbito.

A importância da carteira de vacinação

A carteira de vacinação é de suma importância para o socorrista porque com ela é possível saber que está tudo em ordem e não é necessário tomar doses a mais, pois cada vez que se toma a vacina, são introduzidos micro-organismos pertinentes à própria patologia.

O tétano é uma bactéria esporulada que se encontra no ambiente, não somente em ferrugens, como muita gente acredita, mas em qualquer lugar. Quando ele entra em contato com a corrente sanguínea, ocorre um enrijecimento muscular de todo o corpo, podendo levar ao óbito por falência múltipla de órgãos.

Em algumas profissões se faz obrigatória essa imunização, pois caso ocorra um acidente em que o profissional seja contaminado pelo tétano, pode não haver indenizações tanto da empresa quanto do INSS devido à negligência, inclusive para profissionais socorristas, que não podem alegar desconhecimento do assunto.

11. Contrações violentas dos músculos, espasmos musculares.

Passo a passo para os procedimentos

1. Assuma a situação com propriedade.
2. Observe a cena do acidente.
3. Providencie para que não ocorram acidentes em série.
4. Evite pânico.
5. Evite comentários desagradáveis.
6. Delegue atividades claras.
7. Verifique os SSVV (sinais vitais), o pulso e a respiração.
8. Verifique se a vítima está consciente ou obnubilada (com perturbação de consciência, confusa).
9. Se há ferimentos.
10. Se há hemorragia.
11. Engasgos, para intoxicação ou envenenamento. Intoxicação é ação imediata e envenenamento é um estágio que vem sendo armazenado no sistema lentamente.
12. Trauma cervical.

Descaracterização do socorro

Quando há óbitos em evidência, não há mais motivos para correr no socorro a uma vítima devido ao tempo. Existem situações em que apenas olhando já é possível identificar uma morte concreta, porém não se deve olhar uma vítima e declarar óbito imediato só porque ela não apresenta SSVV (sinais vitais), pulso e respiração. Nem sempre há evidências. Um exemplo é a saída de massa cefálica, e isso não condiz com fechar um diagnóstico de óbito em evidência, pois existem vítimas com extravasamento de massa cefálica que sobrevivem.

Óbitos em evidência

Os óbitos em evidência são aqueles em que não há mais o que fazer para salvar a vida da vítima, pois apresenta indícios de morte concretizada. Para tanto apresentamos alguns exemplos:

1. Carbonização

Vítima acometida por queima de todos os tecidos, incluindo peles e órgãos, levando à falência múltipla de órgãos.

2. Circulação póstuma de Brouardel

Vítima encontrada após 30 horas de falência total e apresenta edema generalizado, denominado anasarca. Além do líquido produzido, há também o gás monóxido de carbono, que provoca edema no corpo todo e bolhas sobre as veias.

3. Decapitação

Todas as informações e comandos do corpo estão na cabeça. Na decapitação ocorre o corte da região craniana para fora da extensão do corpo, caracterizando evidência de óbito.

4. Esmagamento cefálico total

É extremamente forte e desagradável presenciar essa situação. Há necessidade de autocontrole para sua evidenciação, não havendo como socorrer a vítima após essa conclusão.

5. Putrefação

Após determinado tempo, o corpo humano, bem como tudo o que morre, tem seu momento de decomposição orgânica. Esse quadro, quando apresentado, evidencia o óbito, apresentando odor fétido, forte e característico de apodrecimento, bem como o surgimento de vermes em razão dos tecidos necrosados.

6. Rigor mortis

Vítima encontrada após algumas horas de óbito, apresentando rigidez dos membros e articulações. A morte clínica de forma natural ou provocada ocasionou o enrijecimento da musculatura. Em média, após três horas de morte, inicia-se o processo de endurecimento do corpo, perdurando por aproximadamente mais 24 horas. Por volta de 36 horas ocorre um relaxamento da musculatura.

7. Segmentação de tronco

Na segmentação de tronco, também conhecida como morte transversal, divide-se o tronco com os membros superiores dos membros inferiores, impedindo a continuidade da vida. Ocorre nesse instante a separação de órgãos e artérias concomitantemente, impossibilitando suas reconstituições.

IMPORTANTE!

Em qualquer outra situação, o socorrista deve iniciar sua conduta, levando em conta que não temos condições de detectar o óbito fora das exposições citadas anteriormente.

Preservação do local do acidente ou crime

Quando suceder um desses casos, a conduta é acionar imediatamente a polícia no número 190 para análise e investigação necessárias. Não devemos tocar, mexer ou mudar de local nenhum dos elementos, pois dificulta o trabalho eficaz dos profissionais pertinentes.

Urgência e emergência

Urgência: situações que correspondem a não gravidade. Não há riscos e a saúde ou integridade da vítima não é comprometida, a saúde está preservada.

Emergência: há risco de morte iminente; não se pode esperar um segundo a mais, pois a vítima está com graves problemas. O símbolo que representa "emergência" é a cruz vermelha. A cruz de seis pontas foi uma imitação de outros países, porém é um símbolo somente da categoria médica e não do socorrista.

Equipamentos de Proteção Individual (EPIs)

É todo dispositivo ou produto, de uso individual utilizado pelo trabalhador, destinado à proteção contra riscos capazes de ameaçar a sua segurança e a sua saúde, evitando contaminações nos procedimentos de saúde. (Figuras 4.9a a 4.9e).

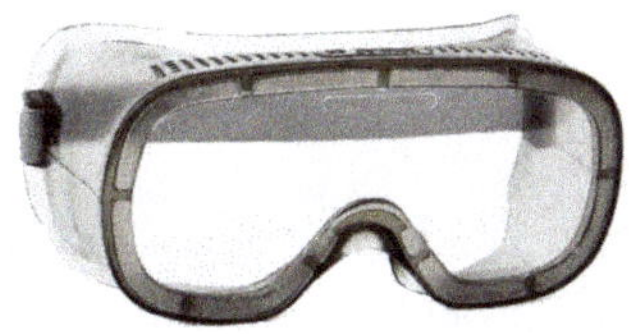

YolLusZam1802/Shutterstock.com

Figura 4.9a – Óculos de proteção.

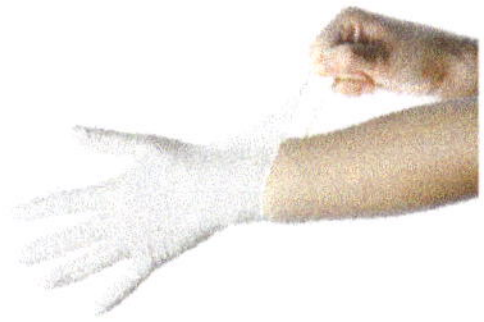

Alexander Raths/Shutterstock.com

Figura 4.9b – Luvas de procedimento.

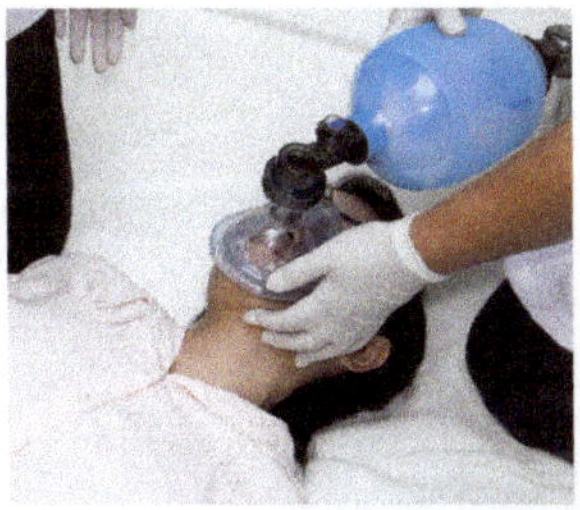

Praisaeng/Shutterstock.com

Figura 4.9c – Ventilador ou reanimador manual.

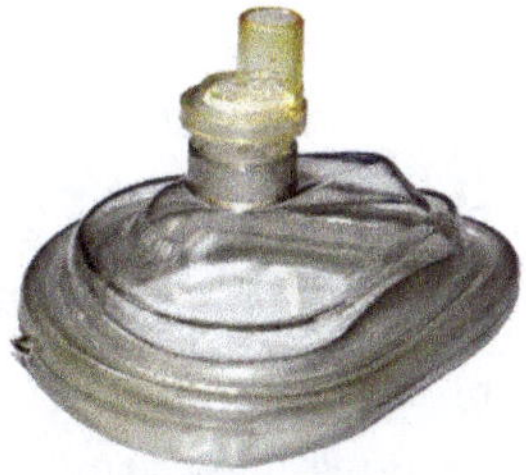

Acervo pessoal da autora.

Figura 4.9d – Máscara de reanimação cardiopulmonar reutilizável.

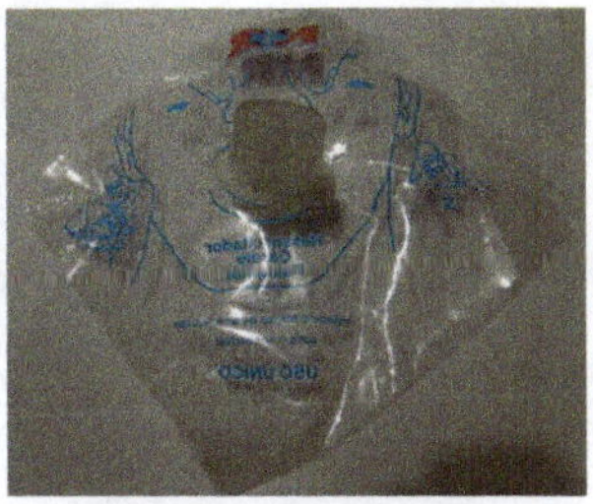

Acervo pessoal da autora.

Figura 4.9e – Máscara de reanimação cardiopulmonar (RCP).

Excreção e secreção

Todo líquido que está dentro do corpo é denominado fluido corpóreo e há dois denominadores: fluido intracelular (citosol[12]) e fluido extracelular (fluido intersticial, linfa e plasma sanguíneo).

Esse fluido divide-se em dois segmentos:

- **Excreção**: todo líquido cuja liberação pelo organismo seja considerada natural e normal. Exemplos: lágrima, suor, muco nasal, urina, fezes.
- **Secreção**: todo líquido cuja liberação pelo organismo não seja considerada natural e normal, denominado "exsudato", que são substâncias orgânicas, tendo três tipos: serosas (possuindo líquido cítrico e transparente), purulentas (com bactérias de pus) e sanguinolentas (com filamentos sanguíneos) Exemplos: sangue, diarreia, vômito, secreção nasal, úlcera, esperma.

12. Dentro da célula.

EXERCÍCIOS

1. Uma vítima apresenta um quadro de sangramento intenso na região abdominal, bem como a liberação do esfíncter anal, evoluindo para a saída das fezes. Para que o socorrista se previna diante de fluidos corpóreos, ele deve utilizar EPIs. Aponte o motivo a seguir.

   a) Os EPIs protegem o socorrista quanto ao sangramento da vítima, o qual pode estar contaminado por agentes patogênicos.

   b) O socorrista deve utilizar os EPIs para proteção da epiderme quando estiver com fissuras ou cortes nas mãos.

   c) Os EPIs protegem o socorrista da liberação de fluidos corpóreos, sendo eles sangue, fezes, urina ou mesmo quaisquer líquidos originários de órgãos da pessoa, pois podem estar contaminados por agentes patogênicos.

2. Em um acidente, uma vítima, ao ser avaliada pelo socorrista, apresenta um quadro de obnubilação. Qual a sintomatologia?

   a) Apresenta consciência e euforia devido ao gás monóxido de carbono estar presente no sistema nervoso central.

   b) Apresenta muita sonolência, desorientação e confusão, por causa de uma noite mal dormida.

   c) Obnubilado indica início de um coma.

3. Qual é a diferença entre sinais, sintomas e sintomatologia?

   a) Sinais são o que o socorrista vê; sintoma é o relato da vítima e sintomatologia é o conjunto dos dois.

   b) Sintomatologia é quando a vítima não relata o que sente; sinais e sintomas são as descrições do socorrista.

   c) Sintomas são o que o socorrista percebe; sinais são características de relato e sintomatologia é o que as pessoas descrevem do acidente.

4. Uma vítima foi acometida por um acidente grave e apresenta pupilas anisocóricas. Qual a descrição que o socorrista possui?

   a) Pupilas anisocóricas apresentam um quadro de desigualdade, uma pupila miótica e a outra midriática, implicando possível lesão devido ao trauma cranioencefálico (TCE).

   b) A vítima foi lesada de forma irreversível, pois apresenta óbito confirmado.

   c) Anisocoria é a definição para pupilas iguais. Refere-se ao quadro clínico normal, pois as pupilas são fotorreagentes motoras.

5. O socorrista deve ser vacinado contra dT (difteria e tétano)?

a) Sim. O socorrista deve ser vacinado para se proteger da febre amarela.

b) Sim. Todo socorrista deve ser vacinado contra difteria e tétano porque é obrigatório por lei, mas não é necessário para exercer a função de socorrista.

c) Sim. O socorrista deve ser imunizado contra o tétano devido às possíveis situações em que se encontra na hora dos primeiros socorros. Quaisquer perfurações, arranhões, abrasões ou outros podem levar a bactéria do tétano para sua corrente sanguínea.

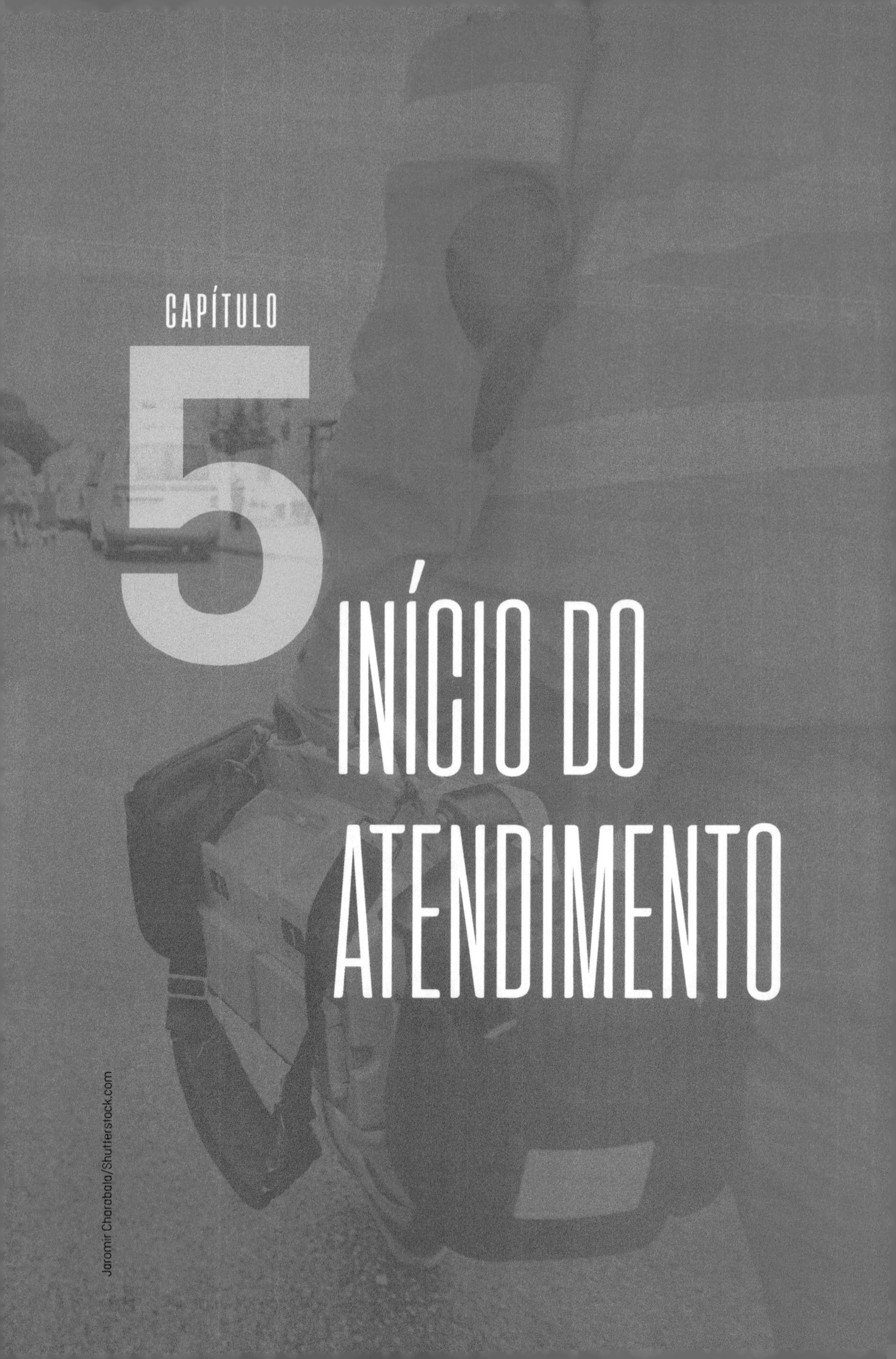

CAPÍTULO

5 INÍCIO DO ATENDIMENTO

Jaromir Charabala/Shutterstock.com

Investigação primária

Avaliação do cenário

O socorrista e a equipe devem avaliar o local do acidente (cenário), se há perigo iminente, de tal forma que evitem desencadear outros acidentes ou que agravem a situação já existente. É preciso contornar rapidamente de forma favorável e priorizar pela escala de gravidade.

Estabeleça comunicação com a vítima

Coloque as mãos sobre a região torácica superior e clavicular de modo que você fique de frente para a vítima e pergunte se você pode ajudá-la. Essa técnica auxilia em casos de a vítima ter atitudes violentas e estímulo de atacá-la, pois a forma como você a está segurando impede um ataque abrupto, outro fator é solicitar autorização para o atendimento, porque a vítima ouve em qualquer situação de agravamento de saúde, salvo em casos de surdez decretada anteriormente ao acidente.

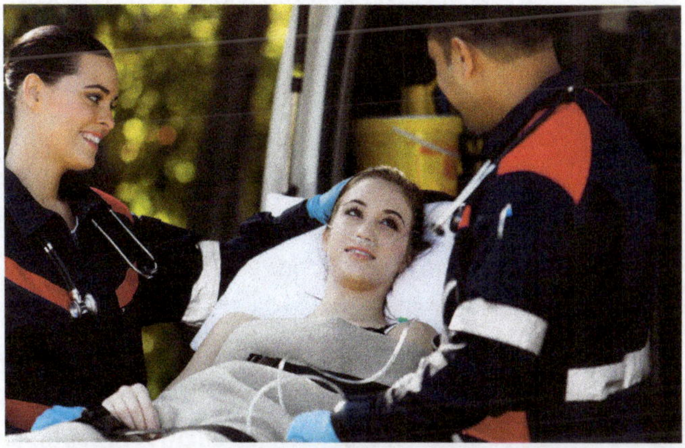

michaeljung/Shutterstock.com

Figura 5.1 – É importante estabelecer comunicação com a vítima para verificar seu estado geral.

Execute um exame neurológico rápido

- Veja se está consciente, avalie o nível de consciência, tais como funções motoras (movimentos involuntários, funções sensoriais – o que pode sentir, aperte a mão, mexa o dedo, veja se sente os membros inferiores – pernas (MMII)).
- Verifique se a vítima está letárgica (lenta) nos movimentos ou fala.
- Faça perguntas: nome, o que aconteceu, onde está doendo, mas nunca perguntas cujas respostas sejam números, como "Que dia é hoje?"

- Priorize como queixa principal (sintomas) o que a vítima está relatando.
- Avalie os SSVV (sinais vitais), pulso, batimentos cardíacos, respiração e temperatura.

A Figura 5.2 ilustra o enunciado para aprendizado. Vale ressaltar que devemos verificar sinais vitais somente do lado do socorrista. Ele não pode cruzar a mão por cima da região do pescoço para verificar a pulsação do outro lado. Quem está observando pode imaginar que o socorrista, ou, melhor dizendo, a pessoa ao lado da vítima está enforcando-a, pois o observador relata o que está vendo.

O pulso – que se denomina pulsação – só pode ser sentido (checado) com os dedos **indicador** e **médio**, os demais dedos devem estar flexionados para dentro, como mostra a Figura 5.2. As pulsações podem ser avaliadas em dois segmentos:

- **Pulsação radial**: observação localizada no punho, próximo ao polegar. A pulsação é identificada através das polpas digitais dos dedos: indicador e médio. Um detalhe importante a ser observado é que essa conduta somente pode ser realizada quando a pessoa estiver consciente.
- **Pulsação carotídea**: é na região do pescoço, próximo à garganta e abaixo da mandíbula (queixo), que também se denomina região do mento (Figura 5.2).
- Procure por possível sangramento. Caso haja, comprima o local, a menos que seja na região craniana, pois nesse caso é indicativo que escoe a hemorragia.
- Se suspeitar de lesão cervical, imobilizá-la tecnicamente, lembrando que para essa manobra é necessária uma equipe de no mínimo três pessoas.
- Caso não esteja respirando, liberar as VAS (vias aéreas superiores), com tração mandibular para suspeita de trauma cervical (lesão medular). Caso não seja trauma cervical, duas polpas digitais em região frontal e duas no mento e distender para entrada de ar.
- Execute uma apalpação cefalocaudal (da cabeça para os pés), de forma a encontrar alguma anormalidade, como sangramento, abaulamento (caroço, elevação na região), depressão (afundamento na região), fraturas expostas e fechadas.

Acervo pessoal da autora.

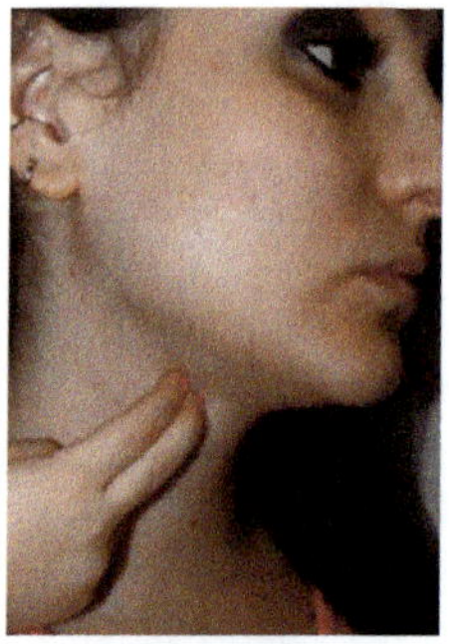

Figura 5.2 – Pulsação carotídea verificada por criança.

Acervo pessoal da autora.

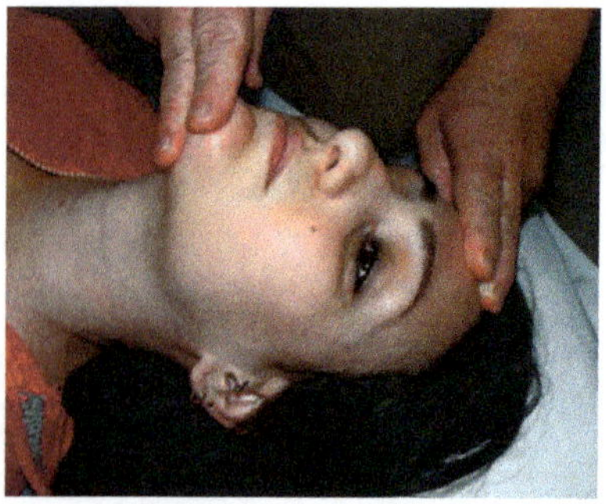

Figura 5.3 – Liberação das vias aéreas superiores (VAS) com dois dedos na região frontal (testa) e dois dedos na região do mento (queixo).

Avaliação primária

Possuímos três órgãos vitais: cérebro, coração e pulmões. Numa situação de emergência em vítima inconsciente, é importante observar dois lugares: pulso (coração) e respiração (pulmões). Nesse momento não há como avaliar o cérebro, uma vez que vítima está sem condições para nortear o socorrista.

Sinais vitais (SSVV) ou sinais de vida

A sigla de sinais vitais é SSVV, que significa sinais de vida. As letras S e V se repetem porque existem dois sinais vitais (pulso e respiração) e em saúde duas letras repetidas indicam plural.

Pulsos

A pulsação de uma pessoa pode ser sentida em vários lugares do corpo, porém utilizamos em primeiros socorros somente duas:

- **Pulso radial**: quando a vítima estiver consciente (Figura 5.4a e b).

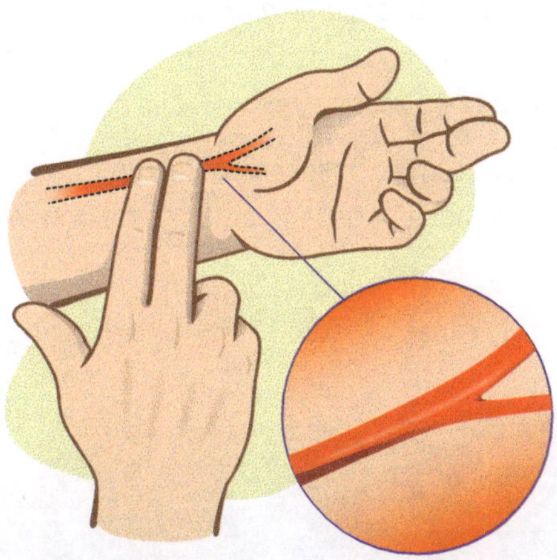

Luciano Cosmo/Shutterstock.com

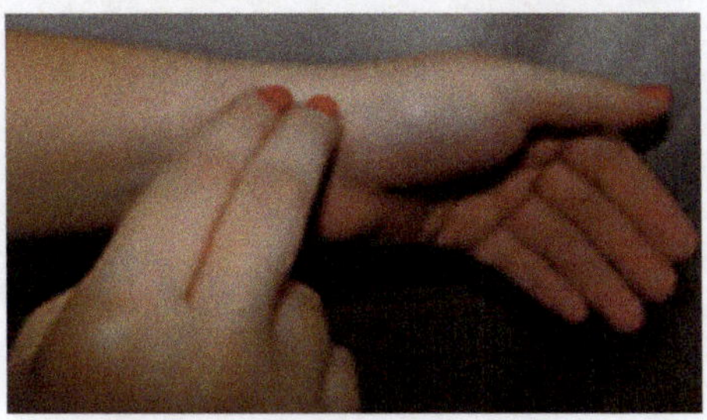

Acervo pessoal da autora.

Figuras 5.4a e 5.4b – Verificação de pulsação radial.

- **Pulso carotídeo**: quando a vítima estiver inconsciente (Figura 5.5).

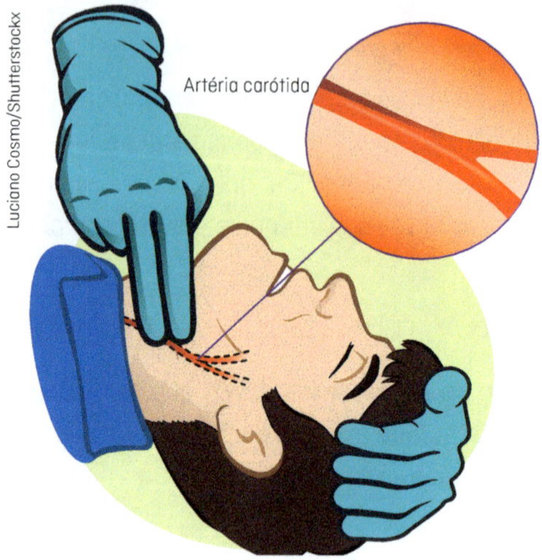

Figura 5.5 – Pulsação carotídea.

Respiração

A expansibilidade torácica executa movimentos de inspiração e expiração. O conjunto se denomina respiração. Quando inspiramos o ar, enviamos uma grande quantidade de oxigênio. Utilizamos apenas pequena quantidade para fazer a troca gasosa (hematose) e devolvemos a maior parte sem utilizar.

Por exemplo, inspiramos 21% de O_2, utilizamos 4% para a troca gasosa e devolvemos 17% de O_2 intactos ao meio externo.

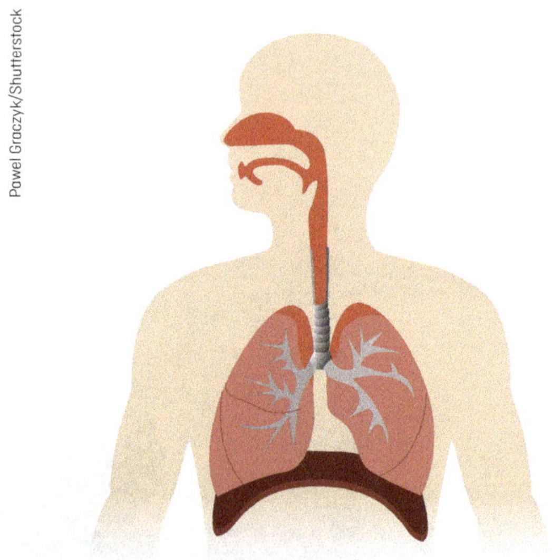

Figura 5.6 – Aparelho respiratório.

Higienização (assepsia) das mãos

As mãos estão vulneráveis a dois tipos de bactérias, as permanentes e as transitórias. Precisamos tomar certos cuidados com a nossa saúde diária e com a de outras pessoas também. Para quaisquer procedimentos, devemos higienizar as mãos.

Higienização/assepsia é o ato de lavar com esfregaço as mãos para retirada de sujidade e bactérias transitórias do cotidiano.

Bactérias transitórias são agentes microscópicos que podem ocasionar enfermidades que o corpo muitas vezes não está preparado para combater de forma simples.

A seguir, alguns passos para a técnica de assepsia das mãos.

1. Abra a torneira
2. Molhe as mãos com água
3. Caso a torneira não seja automática, pegar um papel toalha e fechá-la
4. Coloque o sabonete na palma da mão e inicie o esfregaço
5. Esfregue as palmas
6. Repita a operação nos dorsos
7. Esfregue as interdigitais de todos os dedos
8. Faça movimentos circulares das polpas digitais no meio das palmas
9. Circule nos punhos
10. Estenda o sabonete para os antebraços
11. Caso a torneira não seja automática, pegue um papel toalha e abra o registro da torneira
12. Enxague movimentando as mãos de ir e vir debaixo da torneira
13. Não chacoalhe (sacuda) as mãos, para evitar nova contaminação
14. Pegue o papel toalha e feche a torneira se não for automática, a fim de não contaminar sua assepsia
15. Cuidado em não tocar com a mão o cesto de lixo para não contaminar sua assepsia.

Materiais para a higienização

São necessários água, sabão e tecido limpo ou papel toalha para enxugá-las.

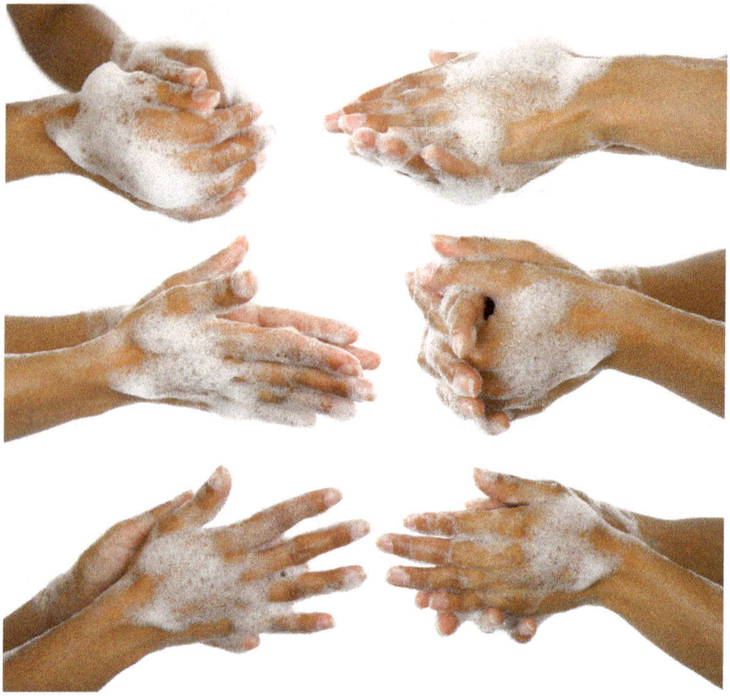

caimacanul/Shutterstock.com

Figura 5.7 – Higienização/assepsia das mãos.

Quando se faz necessária a higiene

Para quaisquer procedimentos antes e depois de executá-los, pois as mãos são um meio constante de troca de micro-organismos e com isso há um aumento significativo deles, o que prejudica o atendimento.

Como executá-la

A esfregação das mãos é necessária com água e sabão, entre os espaços interdigitais, que são os vãos dos dedos, as palmas, punhos, dorso das mãos.

Após enxugá-las, não fechar a torneira com a mão e sim com o papel descartável ou uma parte do tecido.

Não chacoalhar as mãos, fazendo escorrer as gotículas de água, pensando estar facilitando para enxugar. As bactérias da própria flora das mãos vão para as pontas dos dedos e serão facilmente levadas para os procedimentos executados.

Calçar as luvas

Existem dois tipos de luvas. Vamos falar sobre cada um deles nos itens a seguir.

Procedimento

As luvas de procedimento são acondicionadas em caixas, contendo cem unidades, para procedimentos não invasivos (que estão íntegros, sem rompimento de peles). Existem os tamanhos P (pequeno), M (médio) e G (grande). O material é látex, podendo conter uma substância como o talco para evitar a aderência das partes internas das luvas, mas existem luvas que não contêm essa substância por ocasionar um tipo de alergia a algumas pessoas. Existem luvas em várias cores, podem ser escolhidas a critério de cada um. A caixa dessa luva e todas as unidades contam com um número no punho, o CA (Certificado de Aprovação), por tratar-se de um equipamento de proteção individual (EPI).

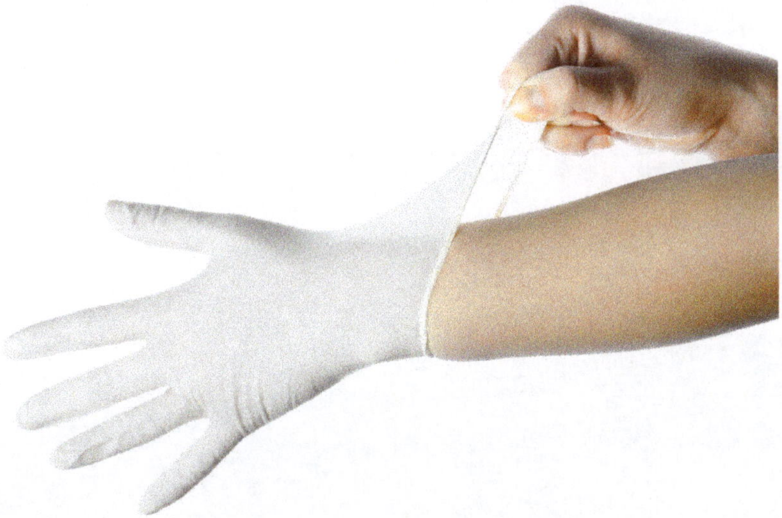

Figura 5.8 – Calçar as luvas.

Estéril

Essas luvas são acondicionadas aos pares, embalagens individuais e totalmente esterilizadas, sem micro-organismos. São encontradas em tamanhos indicados por números inteiros e meios, por exemplo: 6,0 -

6,5 - 7,0 - 7,5 - 8,0 - 8,5. Utilizadas para procedimentos invasivos ou situações em que podem transitar agentes patogênicos no interior do sistema orgânico da vítima ou do assistido. Cada par dessa luva, por se tratar de um equipamento de proteção individual (EPI), tem gravado um número no punho, o CA (Certificado de Aprovação) para dar autenticidade ao produto.

EXERCÍCIOS

1. A higienização das mãos do socorrista é indicação de:
   a) Minimização de riscos ambientais por agentes fisiológicos.
   b) Minimização de agentes patogênicos e evitar contaminação de ambas as partes.
   c) Para que haja uma confiança do socorrido em relação ao conhecimento do socorrista.

2. A investigação primária atenta para:
   a) A preservação da integridade do socorrista.
   b) Observação do local do acidente/cenário, que pode desencadear novos casos, bem como para minimizar riscos diversos.
   c) Ligar e solicitar socorro da Polícia Militar.

3. O que significa VAS e por que devem ser liberadas na vítima?
   a) Significa vias aéreas superiores. Devem ser liberadas para permitir a entrada de oxigênio e facilitar a respiração natural da vítima.
   b) Significa vias anormais sanguíneas. Devem ser liberadas para facilitar a reposição de glóbulos vermelhos na vítima em caso de hemorragia.
   c) Significa vias aéreas. Devem ser liberadas em qualquer situação, mesmo quando a vítima apresentar suspeita de lesão de coluna cervical.

4. Aponte a resposta mais cabível na avaliação secundária com relação ao exame neurológico:
   a) Evolução do processo terapêutico; atentar para o raciocínio lógico.
   b) A parte neuropsicológica é avaliada para reconhecer as pessoas; observação da rigidez de nuca.
   c) Avaliação de detecção de lesões nos âmbitos: motricidade, raciocínio, resposta reflexiva de contrações musculares, coordenação motora.

5. A luva de procedimento é utilizada para conduta externa ao assistido e a luva estéril é para procedimento invasivo e asséptico. O enunciado está:
   a) Correto, pois a luva estéril evita contaminações de ambas as partes, visando principalmente ao assistido, impedindo contaminações por agentes patogênicos.
   b) Correto. Diante do quadro da necessidade, faz-se necessária a utilização da luva de procedimento em todas as condutas, pois será realizado um "procedimento".
   c) Correto, porque as luvas devem ser utilizadas sempre que se executarem condutas diante de pessoas necessitadas de atendimento de primeiros socorros.

CAPÍTULO

6 EXECUÇÃO DOS PRIMEIROS SOCORROS

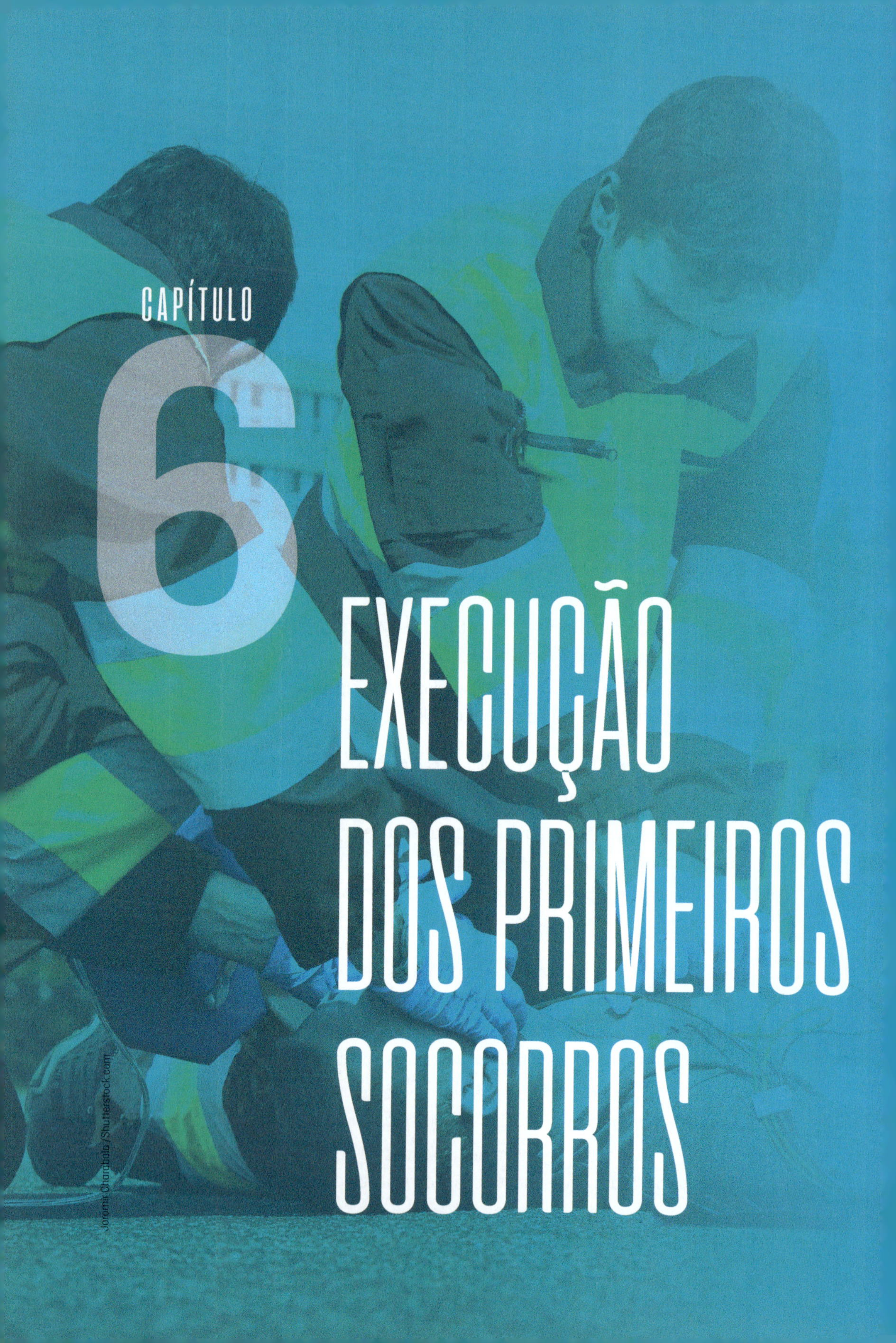

Jaromir Chalabala/Shutterstock.com

Diabetes Mellitus (DM)

Conceito

Diabetes mellitus é uma síndrome decorrente da falta de produção da insulina, que é um hormônio, produzida pelo órgão pâncreas; da diminuição da produção de insulina e/ou da incapacidade da insulina produzida para exercer adequadamente suas ações. A hiperglicemia, que é o excesso de açúcar no sangue, é o parâmetro para fazer o diagnóstico e avaliar a terapia.

É um distúrbio causado pela ausência de uma substância denominada insulina. Também pode ser causado pela incapacidade da insulina de exercer seus efeitos, fazendo com que o organismo não consiga obter a energia dos alimentos de forma adequada e aumentando os níveis de glicose[13] no sangue.

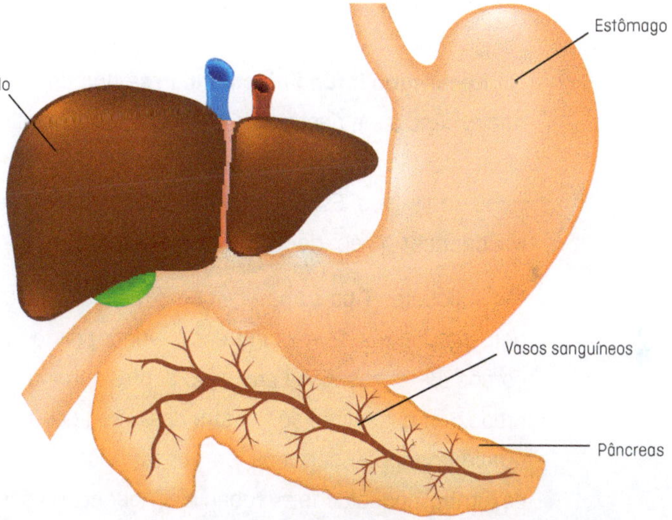

Figura 6.1 – Pâncreas.

A insulina, o glucagon e a somatostatina são hormônios produzidos pelo pâncreas nas ilhotas de Langerhans. Veja a função de cada um deles:

- **Insulina**: regula a quantidade de açúcar no sangue.
- **Glucagon**: trabalha para manter a quantidade de açúcar no sistema, buscando-o nas reservas do sistema corpóreo.
- **Somatostatina**: hormônio proteico que controla os dois hormônios liberados.

---

13. Açúcar.

Vale ressaltar que de 70 a 120 mg/dl de glicose no sangue é a média normal.

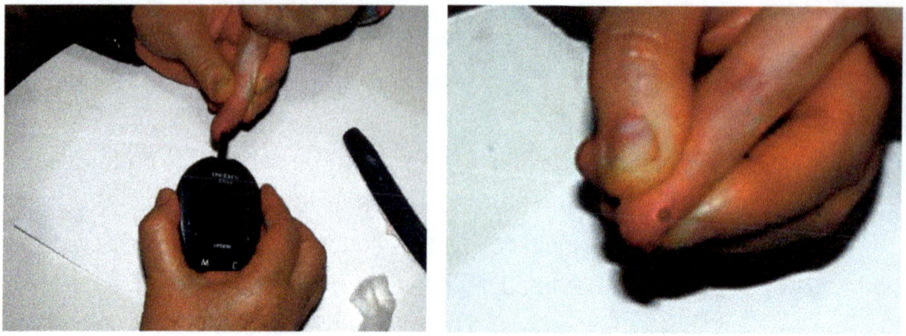

Acervo pessoal da autora.

Figura 6.2 – Pessoa usando aparelho de medição de glicemia. Atenção: embora usualmente se perfure a polpa do dedo, o ideal é que se perfure a lateral do dedo (como mostra a imagem), para que se evite eventual contaminação.

Existem diabetes Tipo I, Tipo II e gestacional. Discorreremos sobre cada um deles a seguir.

Tipo I

Necessário infundir insulina. Esse tipo de diabetes surge na infância ou adolescência e é necessária a utilização de insulina injetável para o controle de açúcar. A pessoa tem pequena ou nenhuma quantidade de insulina no sistema sanguíneo. Esse tipo de diabetes geralmente aparece de forma súbita em crianças ou em adultos jovens não obesos.

O diabetes **Tipo 1** aparece como resultado de uma destruição das células beta-produtoras de insulina por engano, pois o organismo acredita que são corpos estranhos. Esse processo ocorre quando as células do pâncreas, que produzem a insulina, são destruídas. Essa destruição, chamada de resposta autoimune, pode ser causada por fatores genéticos, ambientais, tais como caxumba, coqueluche ou rubéola congênita, ou por fatores da própria pessoa. Esse tipo de reação autoimune também ocorre em outras patologias, dentre elas esclerose múltipla, lúpus e tireoidismo.

Tipo II

Não é necessária a administração de insulina, porém deve haver controle médico. Esse tipo de diabetes surge em qualquer período da vida e é adquirido. É necessário um controle alimentar com um nutricionista para um balanceamento nutricional e outras situações com complemento medicamentoso indicado pelo médico.

IMPORTANTE!

Deve-se ficar atento ao surgimento de diabetes na fase da adolescência, pois é um período em que a pessoa está mais suscetível a depressão e, até, em casos mais graves, de comportamento suicida.

É a forma mais comum de diabetes. Cerca de 90% dos assistidos[14] diabéticos apresentam essa forma de patologia[15]. Resultado de uma predisposição genética que pode se manifestar ou não de acordo com os fatores ambientais. As pessoas com esse tipo de diabetes têm menor capacidade de liberar insulina do que as pessoas sem essa enfermidade. Ao contrário dos assistidos com diabetes do tipo I.

Os acometidos pelo diabetes do tipo 2 não são dependentes de injeções de insulina, mas usam um tipo de medicação oral para controlar o excesso de açúcar no sangue. Esse tipo de diabetes geralmente aparece após os 40 anos de idade e pode estar associado também à obesidade.

A principal diferença entre o diabetes **tipo I** e o do **tipo II** é que, no primeiro, as células do pâncreas não produzem insulina suficiente e não são capazes de cumprir a tarefa de metabolização de uma quantidade suficiente de açúcar que está circulando na corrente sanguínea. Com o tempo, as pessoas desenvolvem uma resistência às ações da insulina.

Já no diabetes do **tipo II** existe produção de insulina, mas as ações dessa substância não são tão eficazes.

Outros tipos de diabetes podem ocorrer devido a queimaduras, como consequência de outras patologias ou pela utilização de algumas drogas que induzem ao diabetes. Pode ainda ocorrer o diabetes gestacional. Nesse tipo de diabetes, que ocorre pela primeira vez na gestação, há a diminuição da tolerância à glicose, que pode ou não persistir após o parto. Devido a essa atuação ineficaz dos hormônios na gestação, há uma grande possibilidade de o bebê desenvolver o diabetes tipo I.

Hiperglicemia

Hiper = ↑ (alta) = coma (com a administração da insulina, esse efeito é rapidamente revertido).

Sintomatologia da hiperglicemia diabética

- Euforia
- Agitação
- Confusão mental
- Fala distorcida

14. Pacientes.
15. Doença.

Cheiro cetônico (álcool)

O corpo libera esse produto químico, fazendo a vítima parecer embriagada pelo álcool. Nesse caso, em números elevados a pessoa pode ter comprometimentos visuais, físicos, na sexualidade etc.

Na hiperglicemia há um aumento da porcentagem de glicose circulante (ocorre somente em diabéticos). A conduta é a administração de insulina para ocorrer a diminuição de glicose sanguínea. Nos casos de inconsciência em que não temos diagnóstico de hipo ou hiperglicemia, é colocado açúcar sublingual. Se a vítima reagir satisfatoriamente, temos a confirmação de hipoglicemia. Em caso contrário, confirmamos hiperglicemia. Portanto, se houver dúvida quanto ao diagnóstico, no caso de diabéticos e inconscientes, a administração de açúcar sublingual é o procedimento indicado.

Hipoglicemia

Hipo = ↓ (baixa) = choque insulínico.

Já no caso de hipoglicemia diabética, a administração é de glicose para repor o que o sistema não possui na quantidade necessária. As duas situações merecem atenção imediata, porém esta pode ocasionar destruição de neurônios de forma irreversível.

Na hipoglicemia há diminuição da porcentagem de glicose circulante que ocorre em qualquer pessoa. A administração de açúcar por via oral é o procedimento clássico, contanto que a vítima esteja consciente. Nos casos de inconsciência, o açúcar pode ser posto na mucosa sublingual, sem haver deglutição, devido à alta vascularização sublingual e, consequentemente, indo ao encontro instantâneo da corrente sanguínea.

Sintomatologia da hipoglicemia diabética

- Sensação de síncope (desmaio)
- Astenia
- Palidez cutânea
- Sudorese, suor intenso
- Visão turva
- Cianose labial (lábios arroxeados, quase azulados)
- Tremores
- Confusão mental
- Odor de hipoclorito de sódio (semelhante ao cheiro de água sanitária)

O corpo libera essa substância automaticamente. O cérebro não atua sem glicose e ocorrem perdas neuronais com sequelas permanentes.

Diabetes gestacional

A mulher no período gestacional pode desenvolver altos níveis de glicose em sua corrente sanguínea. Isso pode levar à gravidez de risco, pois esse alto nível de açúcar também vai para o bebê, sobrecarregando o pâncreas do feto e produzindo ainda mais insulina, o que leva ao crescimento anormal, um bebê gigante. Isso afetará o desenvolvimento do bebê, que pode ter um tamanho superior ao da média. A indicação de parto é na modalidade cesárea e não normal (por via baixa) para não prejudicar a gestante e o bebê durante o parto.

IMPORTANTE!

É preciso ter cuidado com as duas situações, porém a de hipoglicemia em casos críticos é irreversível, portanto é importante prestar atenção aos sinais, porque o cérebro pode ter sequelas permanentes.

Sinais e sintomas clássicos da DM

Os sinais clássicos de diabetes mellitus são:

- **Poliúria**: urina-se mais vezes e em maior quantidade do que o habitual.
- **Polidipsia**: sede intensa.
- **Perda ponderal**: inicia-se um processo de perda de peso.
- **Polifagia**: sente muita fome.

Esses últimos surgem de maneira abrupta no caso de diabetes **tipo I**.

No caso de diabetes **tipo II**, esses sinais e sintomas passam muitas vezes despercebidos, porém eles podem acompanhar outros sinais e sintomas característicos, como:

- Sonolência
- Alterações visuais
- Sensação de pernas doloridas e dormência
- Dor abdominal e náuseas
- Perda da libido

Conduta para diabetes

De acordo com a exposição anterior e as diferenças entre os **tipos I** e **II**, e ainda a hipoglicemia e a hiperglicemia, podemos concluir que:

1. A pessoa acometida pela **hipoglicemia diabética** está com ausência de açúcar no sangue, portanto será necessária a aplicação de glicose ou, de forma caseira e rápida, a introdução de algo líquido e "doce", no canto da boca, na cavidade oral. Lembramos que o odor apresentado será semelhante ao cheiro de água sanitária e com sintomas de desmaio.
2. A pessoa já a acometida pela **hiperglicemia diabética** está com excesso de açúcar no sangue, devendo ser aplicada insulina para o controle de açúcar no sistema sanguíneo. Nesse quadro clínico a pessoa apresenta odor muito forte semelhante ao do alcoolizado, inclusive com as reações típicas, falando alto, olhos arregalados e brilhantes, pupilas dilatas, fala desconexa.

Hipertensão arterial sistêmica (HAS)

A nomenclatura "hipertensão arterial sistêmica" refere-se à existência de uma pressão nas artérias de forma generalizada, em todo o corpo, fazendo o sistema exercer uma ação rápida para entrar em equilíbrio.

O mecanismo da elevação arterial é simples, pois na ingestão de "sal" o organismo pede água para diluir essa substância, com isso aumenta também o volume de líquido no corpo.

Uma pressão normal é uma média de 120 x 80 mmHg. Algumas situações que podem desencadear complicações com a elevação de pressão arterial são descritas a seguir.

- Excesso de carga de trabalho sobre o coração pode acarretar patologia cardíaca congestiva, coronária ou ambas, podendo chegar a um infarto.
- Pressão alta pode romper vasos sanguíneos importantes no cérebro e causar morte de porções fundamentais do órgão.
- A pressão muito alta quase sempre provoca múltiplas hemorragias nos rins, insuficiência renal ou morte.

Conduta para HAS

Diminuir o sal dos alimentos já é uma atitude importante a se tomar como regra.

Caso a vítima já faça um tratamento medicamentoso, colocar o comprimido sob a língua e aferir novamente a pressão para o controle.

Qual o motivo de colocar o comprimido sublingual (administrado sob a língua)? Nesse local existem muitas veias, é um lugar altamente vascularizado e o medicamento rapidamente vai para a corrente sanguínea, diminuindo a pressão arterial sistêmica.

Intoxicação exógena

Venenos

São todas as substâncias, químicas ou naturais que, postas em contato com o organismo, causam perturbações mais ou menos graves de saúde e podem ocasionar óbito instantaneamente. Os venenos atuam a partir de uma determinada quantidade e agem de acordo com sua natureza ou espécie química.

Essas substâncias, chamadas tóxicas, em geral penetram no organismo pela boca, mas também podem ser absorvidas pelas vias respiratórias (pelos pulmões, na respiração) e por via cutânea (superfície corpórea).

Envenenamento

A absorção acontece dentro do sistema de forma gradual, lenta, podendo ser direcionada em três segmentos, sendo cutânea, digestória e inalatória.

Intoxicação

A absorção é instantânea e numa única vez. Assim como no envenenamento, pode ocorrer nos mesmos segmentos abordados, sendo cutânea, digestória e inalatória.

As vítimas por envenenamento ou intoxicação apresentam as seguintes sintomatologias (sinais e sintomas):

- Odor forte em região bucal, caso a substância que tenha sido ingerida ou inalada seja volátil.
- Queimaduras de mucosas, observando cianose labial e cianose de língua.
- Algia (dor) intensa no trato digestório superior, como boca, esôfago, estômago.
- Resíduos de substâncias em região bucal, como pós, folhas de vegetais, líquidos, medicamentos etc.

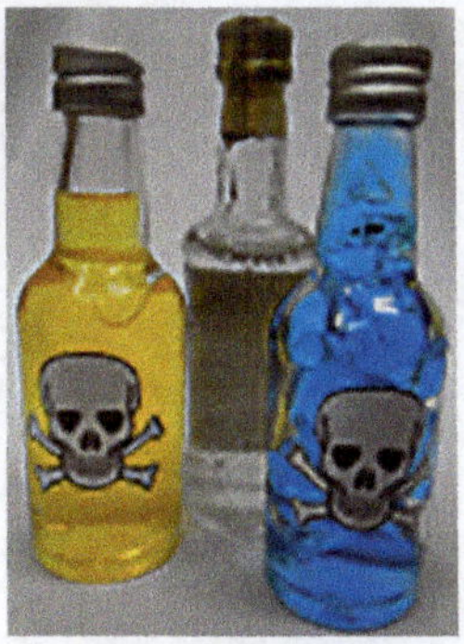

Acervo pessoal da autora.

Figura 6.3 – Garrafas com símbolo que indica tratar-se de conteúdo tóxico.

- Sialorreia (salivação abundante), podendo ser de forma espumante.
- Náuseas e vômitos, podendo ser sanguinolentos.
- Cefaleia (dores de cabeça).
- Sonolência ou inconsciência.
- Pupilas midriáticas (dilatadas).
- Visão turva.
- Confusão mental.
- Sinais de estado de choque.
- Em casos extremos: parada cardiorrespiratória.

Na ingestão de produtos químicos observa-se o trajeto da substância, por isso há necessidade de colocar a vítima em decúbito lateral esquerdo.

- Não provocar vômitos.
- Não oferecer leite, água, alimentos etc.
- Transportar a vítima deitada e virada para a esquerda até o serviço de saúde mais próximo em posse do componente ingerido.
- Acionar o serviço de emergência CEATOX, pelo número **0800 0148 110**, atendimento 24 horas para intoxicação.

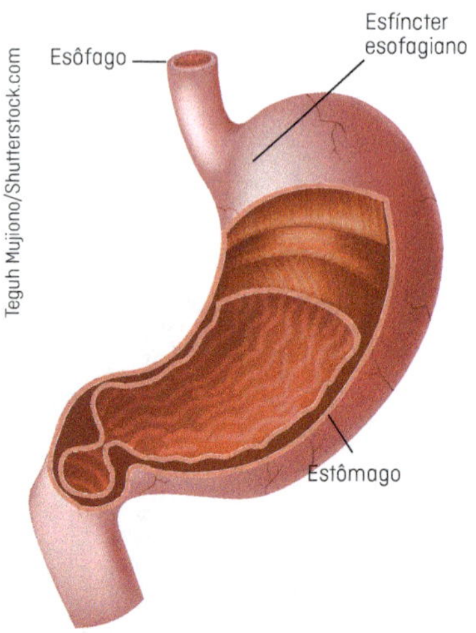

Figura 6.4 – Anatomia do estômago.

A Figura 6.4 mostra a anatomia do estômago para melhor entendimento.

Em caso de intoxicação respiratória, não oferecer leite ou outra substância, pois são lugares distintos: a área que foi afetada são os pulmões e o líquido oferecido vai para o estômago. É uma conduta não científica.

No caso de intoxicação exógena, uma das condutas corretas é a lavagem gástrica (estomacal). Esse procedimento deve ser realizado num hospital.

Observe o produto químico na cavidade gástrica de uma pessoa em pé ou sentada (Figura 6.5). Se essa pessoa se deitar, o produto tóxico passa para a lateral do estômago. A vítima sendo lateralizada, a substância química se acomoda no fundo do saco do estômago. Isso possibilita mais tempo para socorrer a vítima ao dificultar que essa ingestão vá para o intestino delgado e com isso retorne para a corrente sanguínea.

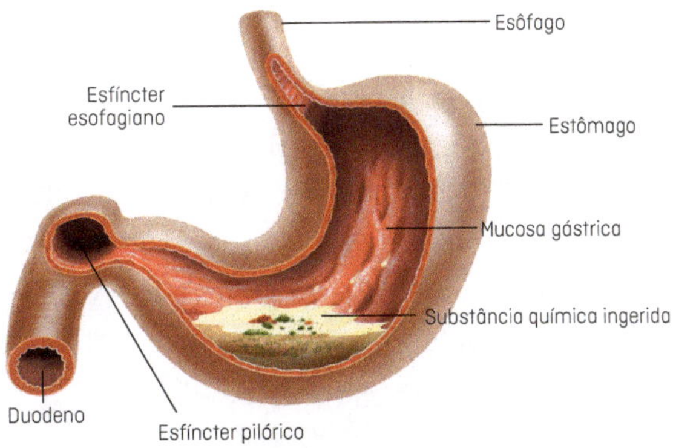

Figura 6.5 – Vítima em pé ou sentada.

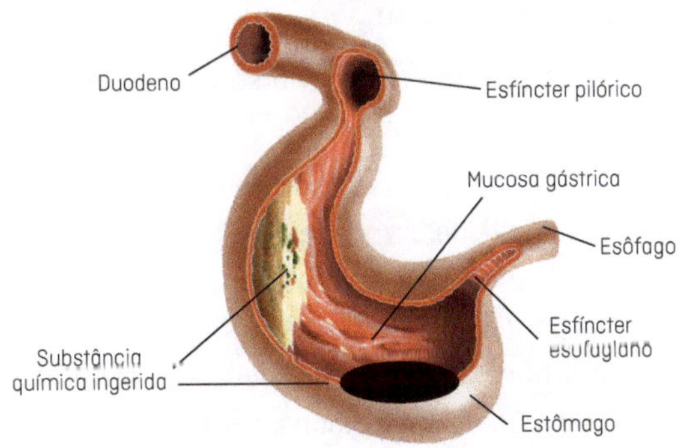

Figura 6.6 – Vítima lateralizada do lado esquerdo (a substância química passará para a lateral do estômago.

O socorrista deve conhecer a conduta para envenenamento ou intoxicação, a seguir.

1. Caso o ambiente apresente saturamento por gases tóxicos (odor forte), levar imediatamente a vítima para lugar arejado.
2. Lateralizar a vítima à esquerda (decúbito lateral esquerdo). Devido à anatomia do estômago, o produto permanece no fundo do órgão, impedindo a liberação para o intestino delgado, automaticamente indo para a corrente sanguínea, por causa da absorção pelas finas paredes.
3. Limpar a boca e a garganta da vítima, para a retirada da substância tóxica e da secreção acumulada.
4. Se houver parada respiratória e em seguida parada cardíaca, iniciar imediatamente respiração artificial pelas ventilações e compressões cardíacas associadas.
5. Não induzir ao vômito, pois ao chegar ao estômago, há alteração da substância, sendo formada outra no lugar. O retorno desse outro produto químico formado com a indução agride a mucosa do esôfago, região bucal, dentes.

6. Se a vestimenta estiver impregnada de substância tóxica, retirá-la imediatamente, inclusive peças íntimas que também apresentem o produto. Jogue bastante água na vítima, a fim de retirar a substância por completo, porém procure não jogar jato direcionado contra a pele, pois infiltra o produto ainda mais, ocasionando sua entrada na corrente sanguínea.
7. Remova a vítima o mais rápido possível para o hospital, pois toda intoxicação deve apresentar cuidados imediatos, recolhendo o material tóxico, o recipiente com rótulo etc., a fim de entregá-lo ao especialista para coletar dados mais precisos.

IMPORTANTE!

A indução ao vômito só será permitida em casos de alimentação, mas não necessária.

Em caso de inalação de fumaça (intoxicação respiratória), não oferecer leite de forma alguma, pois leite é uma substância alimentar e não medicamento, além do que, a ingestão irá para o estômago e a inalação foi para os pulmões. Essa informação é uma lenda e não conhecimento científico. Infelizmente muitos palestrantes de primeiros socorros ainda estão desinformados, sem se atualizar constantemente no assunto e orientar a oferecer leite para desintoxicação.

Condutas do socorrista em casos de intoxicações químicas:

1. Não provocar vômito em nenhuma circunstância para **substâncias corrosivas e irritantes**, como:
   - soda cáustica;
   - ácidos de qualquer espécie;
   - cloro;
   - alvejantes de uso doméstico;
   - amoníaco;
   - produtos derivados de petróleo (gasolina, querosene, líquidos de limpeza etc.).
2. Não oferecer substâncias para a vítima beber, inclusive "leite".
3. Não oferecer bebidas alcoólicas ao envenenado.
4. Não permitir que a vítima caminhe, economizando energia para sua homeostase.
5. Agir com rapidez no encaminhamento hospitalar, a fim de que a substância não seja absorvida pelo organismo.

Alcoolemia

Intoxicação alcoólica aguda

O uso nocivo de álcool é o responsável por desordens neuropsiquiátricas, patologias cardiovasculares e infecciosas, cirrose, neoplasias, acidentes viários e violência. Estes acometimentos geralmente acontecem na fase adulta jovem, mais em homens, contudo as mulheres também estão galgando patamares antes não alcançados, com a ingestão alcóolica sem precedentes.

Os benzodiazepínicos são depressores do sistema nervoso central (SNC), com efeitos de intoxicação aguda semelhante ao do álcool. O risco de depressão respiratória por intoxicação benzodiazepínica é importante pelo rebaixamento da ação de neurônios.

A seguir, um quadro para ilustrar o quantitativo de substâncias alcoólicas ingeridas e as reações orgânicas do sistema nervoso central (SNC).

Tabela 6.1 – Principais reações orgânicas ao consumo de álcool

Ingestão alcoólica		
Quantidade ingerida em mg (%)	**Reações orgânicas**	**Em doses**
20 a 80	Perda da coordenação motora Alteração de humor Alteração comportamental	Aproximadamente entre duas a quatro doses
81 a 200	Alterações neurológicas (Ataxia ou distaxia é um transtorno neurológico caracterizado pela falta de coordenação de movimentos musculares) Fala pastosa e desconexa Visão diplopia (dupla)	Cinco doses a dois copos
Acima de 201	Liberação de excreção involuntária do conteúdo do estômago pela cavidade bucal (vômito) Risco de aspiração dessa secreção devido ao rebaixamento neurológico implicado pelo álcool	Acima de três copos

Tabela elaborada pela autora com base em *Diário de São Paulo*: CISA – Centro de Informações sobre Saúde e Álcool. Disponível em: <http://cisa.org.br/artigo.php?FhIdTexto=233> e <www.cardiol.br/imprensa/jornais/impresso/118.htm>. Acesso em: 18 out. 2017.

As manifestações clínicas e a intensidade da sintomatologia dependem de fatores e elementos paralelos, além da quantidade de álcool ingerida, há também a condição genética da vítima, presença de comorbidades (presença de outras enfermidades na mesma vítima), histórico de saúde pregressa, eventos externos alheios à vontade da vítima, como acidentes ou traumas, e a associação de outras substâncias psicoativas, podendo inclusive haver resposta com intoxicação, sobreposta por outras drogas, caso isso venha a acontecer, há a propensão de evoluir para overdose e óbito, devido à associação de substâncias químicas.

Conduta para alcoolemia

- Avaliar os dados vitais e o estado geral da vítima.
- Agir com atitude acolhedora, sem julgamento moral.
- Manter a hidratação adequada e corrigir distúrbios hidroeletrolíticos com reposição de isotônico.
- Pesquisar intoxicações anteriores e gravidades semelhantes.
- Tranquilizar a vítima e evitar gestos ameaçadores.
- Oferecer local de segurança em uma cadeira, maca com proteção lateral, maca com cabeceira elevada ou mesmo o chão, para evitar quedas.
- Manter o paciente em ambiente pouco iluminado e silencioso.
- Atentar para a possibilidade de associação de outras condições clínicas, tais como: traumatismos, infecções respiratórias, alterações cardiovasculares com instabilidade hemodinâmica e arritmias, além da observação de evidências que indiquem o abuso crônico, como alimentação inadequada, desnutrição, ascite (elevação da cavidade abdominal), hemorragias, lesões cutâneas, dentre outras colhidas.
- Não administrar drogas depressoras do sistema nervoso central (SNC).
- Avaliar o nível de alterações do sistema nervoso central (SNC) verificando se há confusão mental.

A imobilização (restrição dos movimentos) da vítima é um protocolo específico que deve ser uma alternativa quando fracassadas as demais intervenções.

Não há nada que se possa fazer para acelerar a metabolização do álcool ou que alivie os sintomas de embriaguez a não ser procedimento hospitalar com substâncias antagonizantes endovenosas (injetáveis).

No hospital serão realizados alguns exames laboratoriais para detectar distúrbios metabólicos como: hipoglicemia, acidose, hipocalemia, hipomagnesemia, hipoalbuminemia, hipocalemia e hipofostatemia.

Exames laboratoriais podem ser requisitados, dependendo da gravidade do quadro clínico: sódio, potássio, glicemia cloro, ureia, amilase, bicarbonato, cálcio, magnésio, função hepática, toxicológico, gasometria, cetonúria, cetonomia. Outros exames podem ser solicitados, como: eletrocardiograma (ECG), recursos imaginológicos.

A administração medicamentosa de haloperidol também pode acontecer no âmbito hospitalar ou resgate avançado, em casos de intensa agitação intensa ou violência física, tomando o cuidado da depressão respiratória.

A infusão de soro fisiológico intravenoso restringe-se à ocorrência de desidratação e a de glicose hipertônica só se justifica caso a vítima estiver hipoglicêmica ou com desidratação.

Abstinência alcoólica, ou síndrome de abstinência alcoólica (SAA)

A abstinência, também conhecida como síndrome de abstinência alcoólica (SAA), pode evoluir com o surgimento de convulsões e comportamento violento das quais a vítima pode não ter consciência. O mecanismo de defesa (homeostase) reage para proteger o organismo das situações desagradáveis que está enfrentando: a homeostase implica em neutralizar essas sensações ruins.

Se a abstinência for por conta própria, por aceitação da pessoa, é uma evolução e um esforço em querer mudar. A pessoa necessita querer essa transformação. Ela deve utilizar seu livre-arbítrio para optar pelo caminho que deve seguir. Não pode ser obrigada a ficar em abstinência, porque a qualquer momento poderá haver a recaída.

Os sintomas da SAA geralmente se iniciam entre 4 a 12 horas após a interrupção ou a diminuição do uso de álcool. Veja a seguir alguns dos principais sintomas dessa condição.

- Depressão, na maioria das vezes.
- Hiperatividade autonômica.
- Insônia.
- Alucinações.
- Ilusões visuais, táteis ou auditivas transitórias.
- Agitação psicomotora.
- Ansiedade.
- *Delirium tremens* (delírio alcoólico).

Conduta para abstinência alcoólica

- Caso não se detecte nenhuma evidência de trauma, manter a vítima em decúbito, posição de recuperação (lateral), impedindo o risco de aspiração de secreções.
- Aquecer a vítima para evitar o choque, pode ser com cobertor, manta térmica, acolchoado ou outro tipo de coberta.
- Conduzir a vítima ao hospital a fim de medidas de administração medicamentosa, chamando o Serviço de Atendimento Móvel de Urgência (SAMU).
- Não demonstrar atitudes que condenem as ações do paciente e sim valorizar a vida que ele tem, é o primeiro passo para a conquista da confiança. Deve-se lembrar de que em algum momento ele se perdeu no meio do caminho e precisa de pessoas que o acolham para se recompor, reencontrar seu rumo e entender o real valor da vida.

Intoxicação química infantil

A intoxicação por ingestão de produtos químicos domésticos em crianças é frequente, algumas substâncias que contenham álcoois mais comuns: perfumes, produtos de limpeza (removedor, hipoclorito de sódio), antissépticos bucais, medicamentos, solventes, dentre outros.

Conduta para intoxicação química infantil

- Colocar a vítima em decúbito (deitada) lateral esquerdo para impedir a sequência da substância química que está na cavidade gástrica (estômago) com sua ida ao intestino delgado, com consequência para a corrente sanguínea.
- Manter vigilância cuidadosa da vítima infantil quanto à verificação dos sinais vitais deste quadro clínico até a chegada ao hospital.
- Não induzir a vítima ao vômito, o que faz aumentar o acesso de substâncias alteradas à cavidade do esôfago e boca.
- Não oferecer leite em nenhuma situação, pois esse alimento irá aumentar a quantidade da mucosa gástrica, além de aumentar o suco ou ácido gástrico (ácido hidroclorídrico-HCl[16] ou ácido clorídrico) e promover o envio mais rápido pelo intestino delgado, consequentemente substâncias tóxicas retornando para a corrente sanguínea, promovendo o quadro clínico para ainda mais crítico.

16. Fórmula do Ácido Clorídrico é HCl ("L" minúsculo), cuidado ao se ler como "i", algumas leituras contemplam HCL.

Afogamento

Afogar-se não é risco exclusivo dos que não sabem nadar. Muitas vezes até um bom nadador se vê em apuros por algum problema imprevisto, como uma câimbra, um mau jeito, uma onda mais forte. Outras vezes a causa é mesmo a imprudência de quem se lança na água sem saber nadar. E pode ocorrer, ainda, uma inundação ou enchente, causando afogamentos.

Existem dois tipos de materiais que servem para auxiliar a retirar da água uma vítima de afogamento:

- Materiais nos quais a vítima pode agarrar-se para ser resgatada, como cordas, pedaços de madeira, remo etc.
- Materiais que permitem que a vítima flutue até chegar o salvamento, como barcos, pranchas, boias etc.

Orientações

Não entre na água ao primeiro grito de socorro que ouvir. Você deve proceder do modo exposto a seguir. Providencie uma corda, barco, boia ou outro material que possa chegar até a vítima. Caso não disponha de nada disso, parta para outra alternativa. Se souber nadar bem, procure prestar socorro adequadamente.

Verifique a existência ou não de correnteza ou de águas agitadas. Certifique-se do estado da vítima, conferindo se está imóvel ou debatendo-se. Mesmo os melhores nadadores encontrarão dificuldades em nadar contra uma correnteza e águas agitadas.

Uma vítima de afogamento pode estar desacordada quando o salvamento chegar. Se não estiver inconsciente e desacordada, estará em pânico e terá dificuldades de raciocinar. Procure segurá-la por trás, de forma que ela não possa se agarrar a você e impedi-lo de nadar. Quando chegar à margem com a vítima, seu trabalho de salvamento ainda não terá terminado. Caso o afogado esteja consciente e só engoliu um pouco de água, basta confortá-lo e tranquilizá-lo. Se estiver sentindo frio, procure aquecê-lo. Em qualquer circunstância, é aconselhável encaminhá-lo ao pronto-socorro.

Se a vítima estiver inconsciente, é muito provável que apresente a pele cianótica (arroxeada), fria e ausência de respiração e pulso. Nesse caso, a reanimação tem de ser rápida, eficaz, e pode começar a ser realizada enquanto você retira a vítima da água.

Conduta

1. Libere as vias aéreas da vítima.
2. Lateralize sua cabeça para qualquer direção.
3. Execute compressões torácicas aproximadamente umas cinco vezes. A manobra das compressões deve ser realizada abaixo do apêndice xifoide, na parte mole.

Assim que a vítima estiver melhor e consciente, providencie sua remoção para um hospital. É um acidente de asfixia, por imersão prolongada em um meio líquido com inundação e encharcamento alveolar.

O termo asfixia indica concomitância de um baixo nível de oxigênio e um excesso de gás carbônico no organismo. A ausência de oxigênio pode provocar sequelas irreversíveis, portanto conta-se com apenas quatro minutos para reverter o quadro.

IMPORTANTE!

Em caso de afogamento, o socorrista não pode executar a manobra de insuflação (assoprar na boca da vítima), pois essa conduta empurrará ainda mais a água para o interior; se a água estiver nas proximidades da traqueia, essa manobra pode levá-la aos pulmões e com isso, a vítima morre por broncoaspiração.

OVACE – Obstrução das vias aéreas por corpo estranho

Também denominada "engasgo", trata-se de obstrução no esôfago com compressão da traqueia. A pessoa com OVACE tende a levar as duas mãos em direção à garganta, o que é um indício dessa obstrução. Nesses casos, o socorrista pode aplicar a "manobra de Heimlich", explicada sucintamente a seguir, que promove a liberação do corpo estranho (objeto ou alimento) que impede a respiração da vítima, que pode apresentar hipóxia (baixa ventilação) ou anóxia (ausência total de ventilação).

Conduta

Manobra de Heimlich: técnica desenvolvida pelo médico estadunidense Henry Heimlich que, ao estudar o mecanismo da OVACE (obstrução das vias aéreas por corpo estranho), percebeu uma maneira de sanar o problema.

Quando ocorre o engasgo, algum objeto ou alimento se prende no esôfago e é necessário executar essa manobra rapidamente para liberar as vias aéreas da vítima.

No momento em que a pessoa está engasgada, o esôfago é obstruído e impede o fluxo normal (tubo condutor de líquido e alimentos para o estômago), comprimindo também o trato respiratório, o que dificulta a respiração normal, podendo levar até a parada respiratória. Essa manobra consiste em proporcionar à vítima a liberação do objeto ou alimento e retomar sua respiração naturalmente.

No adulto

- Posicionar-se próximo à região dorsal da vítima sem encostar (a vítima estará de pé), colocar os braços abaixo dos da vítima, procurar a cicatriz umbilical com o dedo indicador (apenas para uma demarcação) e posicionar acima do indicador a outra mão fechada com o polegar para dentro. A mão que marcou a região na cicatriz umbilical passa a ficar no ombro da vítima. Executar movimentos rápidos em forma da letra "J" com cinco golpes (Figura 6.7).

Provavelmente com um ciclo, a vítima tenha conseguido liberar a obstrução, porém, caso necessite de outra sequência, faça-a rapidamente. Se a vítima entrar em síncope (desmaio), utilizar a técnica para colocá-la em decúbito dorsal. Acompanhe:

- Coloque a mão que estava no ombro por baixo do braço da vítima. A mão fechada que estava golpeando passa a proteger a região cervical, com isso posicione a vítima em decúbito dorsal, protegendo a região craniana.

Acervo pessoal da autora.

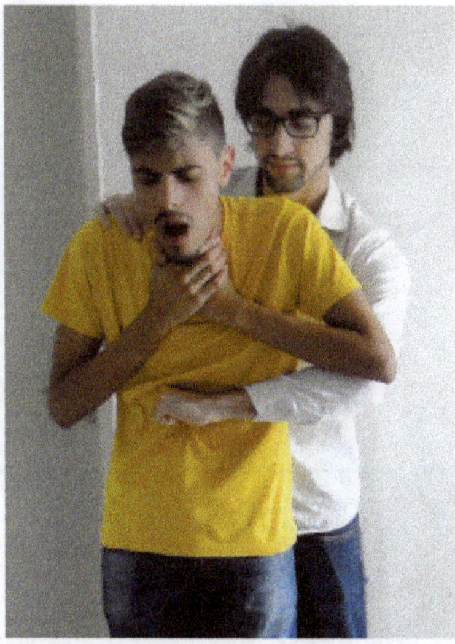

Figura 6.7 – Manobra de Heimlich para engasgo.

Em crianças de dois a oito anos

No caso de engasgo infantil a criança nessa faixa etária deve ser sentada e colocada entre as pernas do socorrista, fazendo com que ela olhe para baixo. Colocar a mão sobre o esterno e aplicar golpes de manivela no dorso (costas) com a mão inclinada. Executar cinco vezes e o objeto ou alimento será expulso de forma rápida.

No bebê de zero a um ano e onze meses

Nessa faixa etária, coloca-se o bebê no antebraço do socorrista em decúbito ventral, barriga para baixo, com a mão segurando a face de forma que não fique espalmada e sim com vãos, para que ela possa respirar e liberar o alimento ou objeto obstrutivo.

Aplicar cinco golpes sem manivela, no dorso (costas), na direção do apêndice xifoide (vulgarmente conhecido como "boca do estômago").

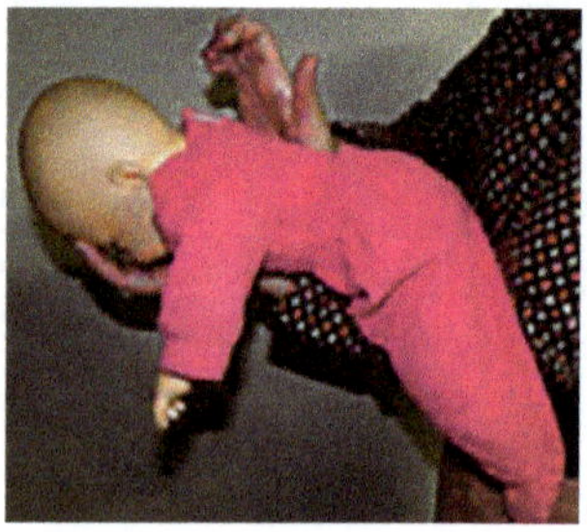

Acervo pessoal da autora.

Figura 6.8 – **Engasgo Infantil.**

Obstrução pelo leite

Essa conduta é um tanto particular, apenas para mãe ou pai da criança. Caso a criança engasgue com leite e perceba-se que ela está ficando "azulada", está faltando oxigênio no cérebro por alguma obstrução.

Deve-se colocar o bebê em decúbito dorsal, de "barriga para cima", no antebraço da mãe (ou pai) que vai colocar a boca na boca e no nariz do bebê de forma que faça a sucção do alimento e jogue fora. Duas ou três vezes serão suficientes para a liberação das vias aéreas.

Lembramos que o tempo é curto e não há como aguardar a ida ao hospital, então faça a manobra, pois é ente direto do bebê.

Mal súbito (síncope ou lipotimia)

Concluiu-se que o mal súbito é um mal-estar geral, apresentando a sintomatologia de:

- Visão turva e embaçada
- Fadiga
- Astenia (fraqueza muscular)
- Tontura, vertigem (lipotimia)
- Sudorese
- Náuseas
- Sensação de desmaio (síncope)
- Desmaio

Conduta

- Dê preferência que a vítima fique na posição sentada, para que a homeostase se inicie.
- Areje o ambiente para oxigenação.

Amputação

Se dá quando há separação, remoção, ruptura ou extirpação de um segmento ou extremidade do corpo mediante intervenção cirúrgica ou acidente. A parte segmentada é denominada "peça", a qual deve ser tratada com respeito e técnica.

Conduta

- Estancar a hemorragia.
- Pegar a peça (parte que foi extirpada da vítima) e enrolar numa gaze.
- Colocar a peça num saco plástico e fechá-lo bem.
- Colocar o saco plástico em outro com água.
- Colocar num recipiente com gelo o saco plástico com a peça dentro sem o contato com a água.
- A peça deve estar resfriada, não congelada, nem encharcada.

Caso não se tenha condições desse procedimento, deve-se pegar a peça, enrolar na roupa da vítima e seguir para o hospital. Temos seis horas para o reimplante. Vale lembrar que existem profissionais habilitados e capazes que vão recolocar a peça no lugar, a não ser que seja vítima de esmagamento. Este caso é muito mais delicado e implica certas técnicas fora do padrão.

Epilepsia

O cérebro possui bilhões de neurônios e a sinapse neuronal (ligação de neurônios) ocorre sempre que utilizamos o cérebro em todos os instantes da vida. No acometimento epilético, os neurônios sofrem um choque, parecido com o elétrico, e o sistema entra em pane. A vítima perde a normalidade de suas ações e isso perdura por alguns instantes de várias formas. Existem mais de uma centena de estilos epiléticos e a sintomatologia pode variar de uma leve inércia ocular a um enrijecimento muscular intenso.

A crise convulsiva caracteriza-se pela perda repentina de consciência, acompanhada de contrações musculares violentas. A vítima de uma crise convulsiva sempre cai e seu corpo fica tenso e retraído. Em seguida ela começa a se debater violentamente e pode apresentar os olhos virados para cima e os lábios e dedos arroxeados, que se denomina cianose labial e de extremidades.

Existem aproximadamente cem tipos de epilepsia e, em certos casos, a vítima pode apresentar alguns dos sintomas a seguir:

- Contrações musculares
- Salivação excessiva
- Defecação involuntária
- Micção involuntária
- Ereção peniana involuntária

Valendo lembrar que a salivação não é contagiosa. Há contrações fortes que podem durar de dois a quatro minutos. Depois disso os movimentos vão enfraquecendo e a vítima recupera-se lentamente.

A crise convulsiva pode acontecer em consequência de febre muito alta, intoxicação ou ainda devido a epilepsia ou lesões no cérebro.

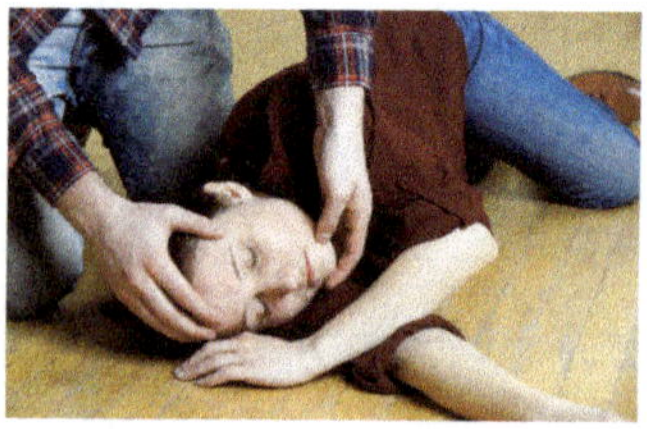

SpeedKingz/Shutterstock.com

Figura 6.9 – Paciente sendo socorrido durante crise de epilepsia.

Conduta

1. Coloque a vítima em decúbito dorsal (barriga para cima).
2. Libere as vias aéreas. Caso não consiga devido ao enrijecimento, lateralize a vítima por completo para a esquerda ou direita.
3. Proteja a região craniana.
4. Afaste tudo o que esteja ao seu redor e possa machucá-la (móveis, objetos, pedras etc.).
5. Não impeça os movimentos da vítima.

6. Retire as próteses dentárias, **caso estejam soltas**, evitando obstrução das vias aéreas. Cuidado ao manipular a boca da vítima, é uma região delicada, somente faça isso se você perceber que ela não está com movimentos de abrir e fechar e se a prótese está visível.
7. Retire óculos, colares e outros objetos que possam ser quebrados ou machucar a vítima.
8. Caso a vítima apresente movimentos mandibulatórios ativos (abrindo e fechando a boca), coloque um pedaço de tecido ou da própria roupa da vítima entre os dentes dela, para que não machuque a própria língua, enfatizando que não se deve colocar nenhuma estrutura rígida na cavidade bucal ou até mesmo o dedo, pois pode ser amputado de forma involuntária.
9. No caso de a vítima já ter cerrado os dentes, não tente abrir-lhe a boca.
10. Desaperte a roupa da vítima e deixe que ela se debata livremente.
11. Coloque um tecido enrolado debaixo da cabeça para evitar que ela se machuque.
12. Não dê à vítima nenhuma medicação ou líquido pela boca, pois ela pode sufocar.

Cessada a convulsão, deixe a vítima em repouso até que recupere a consciência. Após a convulsão, a pessoa dorme e esse sono pode durar segundos ou horas. Coloque-a na cama ou em algum lugar confortável e deixe-a repousar. Em seguida, encaminhe-a à assistência profissional caso seja a primeira vez, porém se a vítima já teve essas crises, isso é normal na vida dela.

Câimbra (cãibra)

O estímulo nervoso possui determinada eletricidade que, em contato com uma substância adenosina trifosfato (ATP), gelatinosa que banha o músculo, encaminha uma partícula de cálcio para dentro das fibras; o cálcio, então, ativa enzimas próprias do músculo.

A ausência de glicose no músculo faz com que ele enrijeça. Esta substância inibidora que, ao se acumular nas fibras, causa tanta dor que a pessoa não aguenta mais contrair o músculo. Esse processo produz grande quantidade de energia, mas por tempo limitado. Por isso é um metabolismo para atividades que exigem velocidade. Os atletas atenuam os efeitos do ácido lático e por isso suportam melhor um acúmulo dessa substância. Mas quem não é atleta cede à dor e logo para. Do contrário, corre o risco de sentir uma câimbra.

A câimbra deriva de episódios de contrações intensas e involuntárias dos tecidos musculares, relacionadas com a perda excessiva de líquido e sódio. Pesquisas evidenciaram uma evolução com glicose, porém, o tecido necessita também de outras reposições, vitaminas e minerais.

Existem diversos fatores que contribuem para a câimbra aparecer. Alguns fatores, comprovados por estudiosos, são os vilões para o acometimento desagradável da câimbra, alguns deles:

1. **Desidratação**

A ingestão hídrica é relevante para a reposição eletrolítica e reposição celular, além de auxiliar no transporte de nutrientes e manter o equilíbrio dos mecanismos, umidificando os corpos celulares.

2. **Deficiência de minerais**

Ausência de magnésio, ocasiona espasmos e a concentração de eletrólitos, uma pessoa que se exercita muito e com frequência, pode sentir a câimbra devido à perda de líquido durante os exercícios.

Outro fator é a perda de minerais eliminados durante a transpiração; é por isso que a hidratação com água é importante, por conter sódio, potássio, cálcio e magnésio, auxiliando os nervos e músculos numa integração harmoniosa.

3. **Distúrbios circulatórios**

Outro fator importante para o não acometimento da câimbra é o corpo poder respirar com tranquilidade. A má circulação sanguínea causada por posturas inadequadas, roupas ou calçados apertados causa a interrupção do fornecimento de oxigênio aos músculos. Com uma sobrecarga, eles entram em colapso, por não poderem processar os impulsos e evoluem para os espasmos doloridos.

4. **Sobrecarga no mecanismo**

O corpo possui uma resistência limite. Algumas pessoas exigem mais do corpo do que ele pode oferecer com exercícios prolongados e intensivos; com isso, o mecanismo entra em fadiga, o tecido muscular não possui todos os nutrientes para manter-se em funcionamento, tornando-se hipersensível aos comandos do cérebro; as células musculares ficam exauridas e bloqueiam o organismo, forçando a pessoa a parar a atividade.

5. **Baixas temperaturas**

Temperaturas muito frias, principalmente quando o corpo não estava esperando o choque repentino, pode desencadear tensão na musculatura e evoluir para a câimbra.

6. Posições anatômicas ou restrição de saúde

Em casos especiais, quando uma pessoa está em uma posição por questão de cirurgia ou acamado por determinado quadro clínico, a câimbra pode aparecer porque a musculatura não está em acordo com o mecanismo, por estreitamento dos vasos sanguíneos, enervação comprimida ou determinados medicamentos que ocasionam efeitos colaterais.

A sensação é dolorosa porque há uma rigidez local na musculatura e depois a região ainda permanecerá sensível por algum tempo.

Conduta

- Hidratar-se à base de água mineral, água de coco ou suco de frutas.
- Efetuar reposição sódica nos intervalos de exercícios intensos, devido a transpiração excessiva. Exemplo: isotônico.
- Alongar a região, mesmo dolorida, com movimento contrário ao do músculo em espasmo, contribui para que o músculo, ao se estender, torne-se ativo novamente.
- Caso a câimbra seja na região sural (panturrilha ou batata da perna), uma das ocorrências mais frequentes, esticar os dedos do pé para si e com isso tensionar os antagonistas dos músculos da sural e entrar em estado de relaxamento.
- Massagear cuidadosamente o músculo na direção longitudinal para que a tensão diminua; repita a operação algumas vezes, de forma cautelosa, para eliminar eventuais resíduos de contração muscular.
- Promover compressas aquecidas para o relaxamento da musculatura, uma conduta que também favorece o retorno das células musculares.
- Consumir frutas como pera, banana-nanica, goiaba, melancia, melão, que contêm água, vitaminas, potássio, sais minerais, carboidratos, nutrientes e açúcar, favorecendo a reposição de eletrólitos rapidamente.
- Tomar duchas alternadas quente e fria ou banhos com temperatura crescente podem contribuir para que a musculatura se acostume às mudanças de temperatura e promova a circulação sanguínea.
- Evitar o consumo excessivo de chás e cafés, porque contêm cafeína, que atua para o aparecimento da câimbra.

A melhor medida ainda contra a câimbra, que são espasmos musculares, é a prevenção, infundir suficientemente aporte de líquidos e minerais para garantir o suprimento e o transporte de eletrólitos.

Uma ação importante é o **aquecimento** prévio aos exercícios físicos e o **alongamento** ao final do treinamento, favorecendo a musculatura à chegada em sua normalidade orgânica.

A câimbra também pode surgir em plena madrugada, quando se está em repouso ou dormindo. Nesse caso, o problema é neurológico, uma ordem equivocada para o músculo se contrair a toda velocidade, provocada muitas vezes por estresse psicológico.

IMPORTANTE!

Existem pessoas que não podem fazer uso de água ou alimentos que possuam muito líquido devido a insuficiência renal. Antes de qualquer atribuição, recorrer ao médico nefrologista para exames precisos e a averiguação de como estão os rins, e a partir daí medidas nutricionais, principalmente quanto aos exercícios físicos, que devem ser levados ao médico para avaliação clínica e exames precisos.

Picadas de insetos ou animais peçonhentos

Peçonhento significa venenoso, inseto ou animal perigoso à vida.

Animais peçonhentos são aqueles que possuem glândulas de veneno que se comunicam com dentes ocos, ferrões, ou aguilhões, por onde o veneno passa ativamente. Portanto, peçonhentos são os animais que injetam veneno com facilidade e de maneira ativa.

Exemplos: serpentes (cobras), aranhas, escorpiões, lacraias, abelhas, vespas, marimbondos e arraias.

Os animais venenosos são aqueles que produzem veneno, mas não possuem um aparelho inoculador nem dentes ou ferrões, provocando envenenamento passivo por:

- **Contato**: taturana.
- **Compressão**: sapo.
- **Ingestão**: peixe baiacu.

Alguns exemplos de peçonhentos em forma ilustrativa para melhor identificação (Figura 6.10).

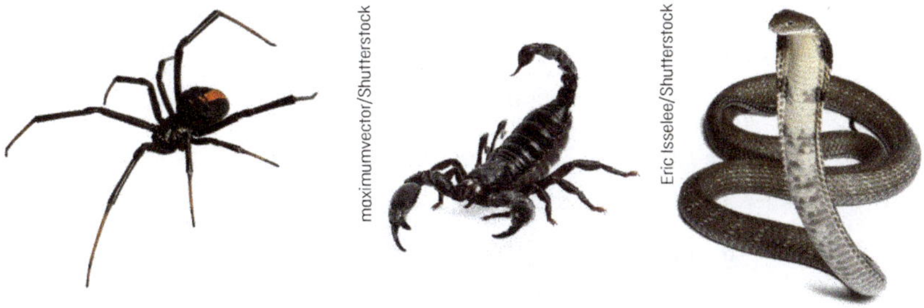

Figura 6.10 – Insetos e animais peçonhentos.

Picada ou mordida de serpente

Com base em estudos de pesquisadores, existem as duas terminologias, podendo ser identificadas como:

- **Picada**: penetração de duas marcas na pele, tidas como "presas"; estas são peçonhentas, venenosas.
- **Mordida**: aparecem várias marcas, de forma oval; estas não são peçonhentas, não há risco de morte ou sequelas.

Vale ressaltar que é necessário levar a vítima nas duas situações ao hospital, para que seja analisada por um profissional.

Conduta

1. Lave o local da picada, de preferência com água e sabão.
2. Mantenha a vítima em decúbito dorsal. Evite que ela se movimente, para não favorecer a absorção do veneno.
3. Se a picada estiver localizada em membro superior ou inferior, mantenha-os em posição mais elevada.
4. Não impeça a circulação com torniquete. Esse procedimento não é realizado há anos, além de ser caracterizado como crime. Você pode causar gangrena, necrose da região afetada ou ainda óbito se liberar o local que já está coagulado, retornando para a corrente sanguínea e podendo obstruir locais onde esse trombo não será diluído.
5. Não perfure, não corte, não queime, não esprema, não faça sucção no local do ferimento nem aplique folhas, pó de café ou terra sobre ele para não provocar infecção.

6. Não dê ou coloque sobre o ferimento da vítima nenhuma substância, entre elas aguardente, querosene, ou fumo, como é costume em algumas regiões do país.
7. Leve a vítima imediatamente ao serviço de saúde mais próximo, para que possa receber o soro em tempo hábil.
8. Observe a vítima; caso apresente parada cardiorrespiratória, execute a reanimação cardiopulmonar (RPC).
9. Se possível, descreva o animal agressor para que os profissionais possam localizar o antídoto correto. Caso o animal esteja morto e existam condições, leve-o para facilitar o diagnóstico, porém faça com cuidado e se preserve, para não ser mais uma vítima.
10. Nenhum remédio caseiro substitui o soro antídoto e somente um local apropriado de saúde pode sanar esse problema.
11. Em qualquer caso de acidente com animal peçonhento, a vítima deve ser medicada nas primeiras horas após o acidente.

    O soro antídoto é o único tratamento eficaz.

A picada de um animal ou inseto peçonhento, que é altamente venenoso, pode desencadear um quadro alérgico causado por toxinas produzidas pelo sistema, denominado também de "choque anafilático". Com isso podem ocorrer sintomatologias, como edema de glote, resultante em inchaço da garganta, o que impede a passagem de ar e pode causar a parada respiratória.

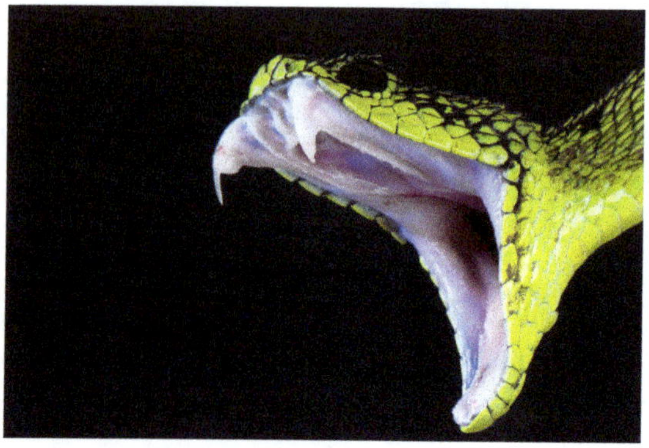

Figura 6.11 – **Serpente em posição de bote (momento em que ela se prepara para inocular seu veneno na vítima).**

Não executar

Outros procedimentos do senso comum, como sugar o veneno, colocar gelo na região, fazer torniquete, perfurar a região; esses procedimentos não são científicos e podem implicar em comprometimentos mais sérios.

Vetores – picada de mosquitos

Vetor é um condutor ou portador capaz de transmitir um agente infectante, na forma ativa ou passiva.

Os vetores *Aedes* são os responsáveis por inúmeros acometimentos à saúde, independentemente de faixa etária, gênero, etnia etc. Os mosquitos, em geral, preferem picar pessoas com sangue rico em nutrientes.

Na maioria das espécies de mosquito, é somente a fêmea que se alimenta de sangue (para a maturação de seus ovos). Os machos se alimentam apenas de substâncias vegetais açucaradas e seivas de plantas. Quando da picada, o mosquito fêmea, além de ser inaudível para o ser humano, aplica uma substância anestésica para evitar a dor, o que faz sua presença raras vezes ser percebida.

As fêmeas sobrevoam a pouca altura, aproximadamente a meio metro do chão, por isso, picam nas regiões das pernas, pé e tornozelos. Os horários em que os mosquitos mais costumam picar é no início do dia e final da tarde.

Quando um inseto pica a pele, ocorre, na maioria das vezes, uma sensação de prurido local (muita coceira), e o ato de coçar pode ferir ainda mais a região epidérmica. Em algumas pessoas, pode ficar uma marca na região da picada.

Se a picada evoluir para prurido (coceira) com ou sem pápula (elevação da pele) e causar sensação desconfortável, prepare uma pasta com álcool gel a 70% e creme antialérgico à base de maleato de dexclorfeniramina 10 mg/g (Polaramine, por exemplo) e aplique na região afetada: o alívio será imediato.

Se surgirem outros sintomas, deve-se encaminhar a vítima para um hospital, para exames mais precisos e terapia medicamentosa.

A seguir, abordaremos algumas picadas e a história do mosquito *Aedes*. Para preservar nossa saúde, devemos nos ater a alguns detalhes que farão diferença para que possamos combater esses acometimentos.

A palavra *Aedes* vem do grego e significa "odioso", *aegypti* vem do latim e significa "do Egito", portanto, esse mosquito seria o "odioso do Egito".

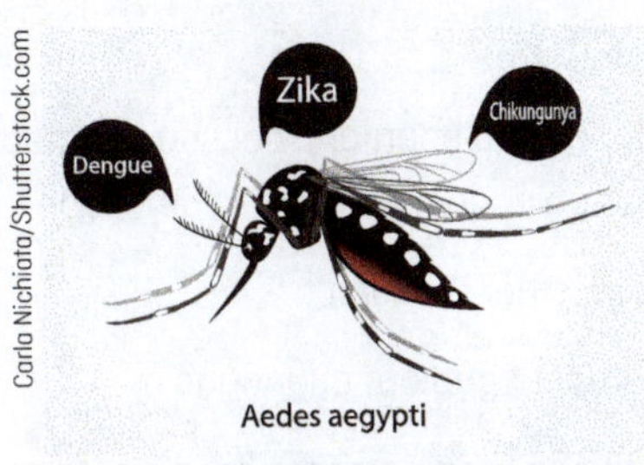

Figura 6.12 – Esquema que ilustra as patologias causadas pela picada do *Aedes aegypti*.

Dengue

O mosquito fêmea do *Aedes aegypti* pica durante o dia.

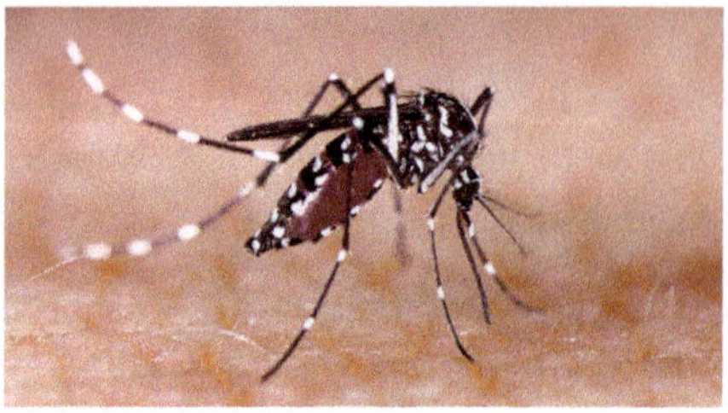

Tacio Philip Sansonovski/Shutterstock.com

Figura 6.13 – Mosquito *Aedes aegypti* sobre pele humana.

A transmissão da dengue é feita pela picada de mosquitos infectados do gênero *Aedes aegypti*, sendo as principais espécies os seguintes vetores: *Aedes aegypti*, *Aedes albopictus*, *Aedes scutellaris*, *Aedes africanus* (*Theobald*), *Aedes luteocephalus* (Newstead).

O *Aedes aegypti* é o principal vetor da **dengue** e da **febre amarela**.

Sintomatologia

- Febre alta (geralmente perdurando por 2 a 7 dias).
- Cefaleia.
- Dores no corpo e nas articulações.
- Fraqueza (astenia).
- Dor atrás dos olhos.
- Erupção (úlceras/feridas).
- Prurido (coceira) na pele.

Em casos mais graves, o infectado também pode apresentar:

- Sangramentos no nariz ou gengivas.
- Dor abdominal.
- Vômitos persistentes.
- Sonolência.
- Irritabilidade.
- Hipotensão.
- Lipotimia (tontura).

Em casos extremos, a dengue pode levar ao óbito.

Conduta

- Conduzir ou orientar a pessoa infectada com sintomas da dengue a procurar uma unidade médica para detecção laboratorial.
- Aconselhar repouso.
- Oferecer água em abundância.

Não há medicamento contra a dengue. O *Aedes aegypti* é sensível a repelentes que contenham o composto N (N-dietilmetatoluamida).

Zika

Essa doença, cujos sintomas são mais amenos que os da dengue e da febre amarela, também é transmitida pela picada do *Aedes aegypti*, que é vetor do Zika vírus. Em geral, os pacientes apresentam um quadro alérgico.

Os sintomas, que costumam desaparecer em 4 a 7 dias, são semelhantes aos da dengue, porém mais brandos. Mesmo assim, é muito importante ir ao hospital para confirmar o diagnóstico. Veja os sintomas mais comuns dessa patologia:

- Febre.
- Dores e manchas por todo o corpo.
- Diarreia.
- Sinais de conjuntivite.

Essa doença pode desencadear complicações sérias em mulheres grávidas, como a microcefalia, malformação congênita que consiste em perímetro cerebral inferior ao normal, o que compromete o desenvolvimento cognitivo. Essa malformação congênita também pode advir de fatores de diferentes origens, dentre eles, substâncias químicas e agentes biológicos infecciosos, como a exposição a bactérias, vírus ou radiação.

Conduta

Como qualquer outra virose, a conduta inicial é colocar a vítima em repouso e promover a ingestão de líquidos. Como na dengue, é contraindicado o consumo de ácido acetilsalicílico (AAS) devido ao risco de hemorragia, por ser uma substância anticoagulante.

Conduzir o paciente ao pronto-socorro para medidas profiláticas (exames precisos e indicação medicamentosa).

IMPORTANTE!

Há a necessidade de notificação quanto ao acometimento de microcefalia, caso seja associada ao vírus Zika, a fim de acionar profissionais da saúde para promover a identificação precoce e os cuidados especializados da gestante e do feto.

Febre Chikungunya

Acometimento patológico também pelo vetor *Aedes Aegypti*, mas com características diferentes.

Sintomatologia

- Dor intensa nas articulações dos pés e mãos (mais intensa do que nos quadros de dengue).
- Febre repentina acima de 39 graus.
- Cefaleia.
- Dor nos músculos.
- Manchas avermelhadas na pele.

Conduta

Como nos casos citados, não há tratamento específico para essa patologia. Para alívio tópico, aplicar a pasta de álcool gel e antialérgico (ver receita no item Vetores - picada de mosquitos).

- Indicar repouso.
- Oferecer água em abundância.
- Conduzir o paciente ao pronto-socorro para medidas profiláticas (exames precisos e indicação medicamentosa).

Febre amarela

A febre amarela silvestre é causada por um arbovírus (vírus transmitido por artrópodes), um mosquito do gênero *Haemagogus* e *Sabethes*, tem atividade crepuscular, durante o amanhecer ou anoitecer. As picadas acontecem em áreas de transmissão, onde há regiões de florestas e cerrados.

A febre amarela urbana é causada pelo mosquito *Aedes aegypti*, sendo que a única distinção entre as duas é o mosquito vetor, responsável pela contaminação.

Existem cerca de 430 espécies agrupadas nesse gênero e aproximadamente 40 espécies desses vetores são consideradas relacionadas à transmissão da febre amarela.

Sintomatologia

- Febre.
- Cefaleia.
- Calafrios.
- Náuseas.
- Vômito.
- Dores no corpo.
- Indisposição geral.
- Icterícia (a pele e os olhos ficam amarelos).
- Hemorragias de gengivas, nasal, estômago, intestino e urina.

Profilaxia (tratamento)

Há vacina nas redes públicas contra a febre amarela e deve ser tomada aproximadamente um mês antes de ter contato com a região endêmica.

Não existe medicamento para combater o vírus da febre amarela, assim como o das outras doenças transmitidas pelo mesmo mosquito. O tratamento é apenas sintomático e requer cuidados na assistência ao infectado. Esse quadro clínico é grave e deve ser levado a sério e o tratamento imediato, pois pode levar a óbito em uma semana se não for medicada rapidamente.

O tratamento é indicado apenas para os sintomas com analgésicos e antitérmicos, mas atenção! Os medicamentos "salicilatos" não podem ser utilizados, exemplos: AAS-Ácido acetil salicílico, Melhoral infantil, Aspirina, dentre outros que possuem essa substância, pois sua administração pode desencadear ou agravar quadros hemorrágicos.

Conduta

- Conduzir a vítima a repouso.
- Oferecer líquidos.
- Levar o paciente ao pronto-socorro para medidas profiláticas (exames precisos e indicação medicamentosa).

Malária

A malária também é causada pela picada do mosquito infectado da família do *Aedes*, o *Anopheles*. É uma patologia parasitária infecciosa aguda ou crônica causada por protozoários parasitas do gênero *Plasmodium*. A malária também é conhecida como "paludismo".

As fêmeas costumam ser mais ativas para picadas durante o período noturno, do crepúsculo ao amanhecer. O parasita depositado percorre a corrente sanguínea até o fígado para se multiplicar.

Sintomatologia

- Estado gripal que não cessa com medicamentos.
- Calafrios.
- Tremores intensos.
- Dores nas articulações.
- Cefaleia persistente.
- Vômitos.
- Sudorese (suor intenso).
- Confusão mental.

Conduta

- Aconselhar repouso.
- Oferecer líquidos.
- Levar a vítima ao pronto-socorro para medidas profiláticas (exames precisos e indicação medicamentosa).

Profilaxia (tratamento)

Terapia hospitalar através do combinado à base de "artemisinina", conhecida pela sigla em inglês ACTs, que age rápido contra o parasita.

Corpos estranhos

Pequenas partículas de poeira, carvão, areia ou limalha, grãos diversos, sementes ou pequenos insetos (mosquitos, formigas, mosca, besouros etc.) podem penetrar nos olhos, no nariz ou nos ouvidos. Se isso ocorrer, adote os cuidados descritos a seguir.

Nos olhos

Nunca esfregue o olho. Não tente retirar corpos estranhos do globo ocular.

Conduta

- Faça a vítima fechar os olhos para permitir que as lágrimas lavem e removam o corpo estranho. Se o processo falhar, lave bem as mãos e adote as providências descritas a seguir.
- Irrigue o olho com água limpa, de preferência usando conta-gotas, e peça à vítima para piscar algumas vezes. Se ainda assim não resolver, passe para a terceira providência, descrita adiante.
- Puxe para baixo a pálpebra inferior, revirando para cima a pálpebra superior. Descoberto o corpo estranho, tente retirá-lo com cuidados, tocando-o de leve com a ponta úmida de um lenço limpo. Se o cisco estiver sobre o globo ocular, não tente retirá-lo, coloque uma compressa ou tecido limpo e leve a vítima ao hospital. Os mesmos cuidados devem ser tomados quando se tratar de corpo estranho penetrante no olho.

No nariz

Comprima com dedo a narina não obstruída. Com a boca fechada tente expelir o ar pela narina em que se encontra o corpo estranho. Não permita que a vítima assoe com violência. Não introduza instrumentos na narina (arame, palito, grampo, pinça etc.), pois podem causar complicações. Se o corpo estranho não puder ser retirado com facilidade, procure o hospital.

Nos ouvidos

Não introduza no ouvido instrumento algum, por exemplo, arame, palito, grampo, pinça, alfinete, seja qual for a natureza do corpo estranho a remover. No caso de pequeno inseto, o socorro imediato consiste em colocar gotas de azeite ou óleo comestível no ouvido, a fim de imobilizar e matar o inseto. Conserve o paciente deitado de lado, com o ouvido afetado voltado para cima. Mantenha-o assim, com o azeite dentro, por alguns minutos, após os quais deve ser mudada a posição da cabeça para escorrer o azeite. Geralmente, nessa ocasião, sai também o inseto morto. Se o copo estranho não puder ser retirado com facilidade, procure o hospital.

Ferimentos leves

Nos ferimentos pode ocorrer hemorragia, que é a perda de sangue por rompimento de um vaso, e tanto pode ser na veia como na artéria. Qualquer hemorragia deve ser controlada **imediatamente**, comprimindo o local com intensidade para a coagulação da veia ou artéria.

Relataremos as estirpes de ferimentos perfurocortantes e como contê-los de forma eficaz, para que não haja comprometimento do organismo.

Perfurantes

Mecanismo de ação: que ocorre por compressão no local do ferimento.

Características: geralmente apresenta orifício pequeno, o que dificulta a antissepsia e a avaliação da extensão da lesão.

Agentes causadores: a grande maioria é por objetos pontiagudos como agulhas, pregos, talheres, lápis, furadores de gelo ou outros similares, que podem ser encontrados fixados no local da lesão, porém não obrigatoriamente necessitam possuir pontas (Figura 6.14).

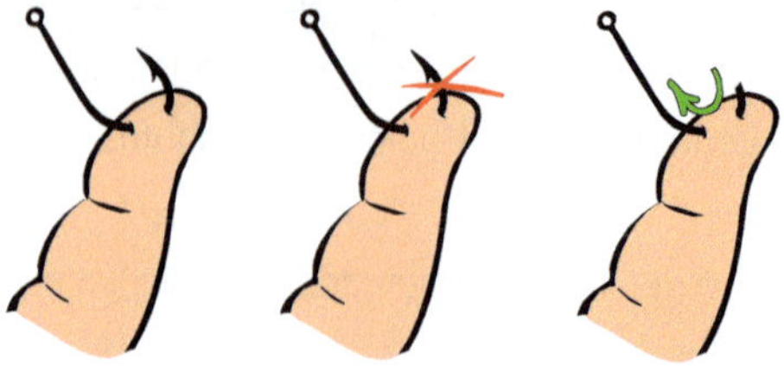

Figura 6.14 – Retirada de anzol do dedo.

Cortantes

Mecanismo de ação: ocorre por uma incisão do tecido cutâneo, rompimento da parede protetora.

Características: apresenta bordas regulares, o que em princípio facilita a cicatrização e a sutura. Pode possuir profundidade e extensão variáveis.

Agentes causadores: qualquer objeto que corte, como lâmina, faca, navalha, caco de vidro e outros do gênero.

Ferimento é uma lesão cutânea com ou sem comprometimento dos tecidos subjacentes. Os acidentes podem causar estirpes diferentes de ferimentos no corpo humano e cada um deles exige tratamento e cuidados especiais.

Ferimentos transfixados – ferimento por arma branca (FAB)

Ferimento transfixado por agente externo é toda lesão ou dano que penetrou de uma superfície a outra que possa alterar a estrutura anatômica ou funcional, perdendo a integridade cutânea, ocasionada por agentes internos ou externos. Denomina-se transfixado por agente externo porque ocorreu uma ruptura e alterou a estrutura normal do tegumento (tecido epidérmico-pele) e de todos os demais tecidos subcutâneos, causado por uma "arma branca". A sigla utilizada para esse quadro clínico é FAB (ferimento por arma branca).

Alguns instrumentos que causam lesões de origem traumática mecânica de arma branca: perfurante; cortante; contundente; perfurocortante; perfurocontundente; cortocontundente, que exemplificamos como faca, estilete, lança, tesoura, foice, machado, espada, pregos longos, flecha, bisturi, lançador de pregos, chave de fenda, entre outros.

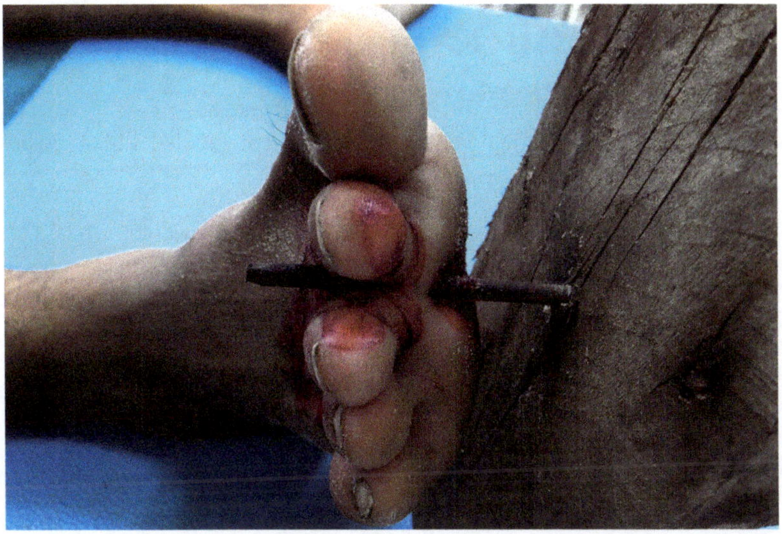

Khritthithat Weerasirirut/Shutterstock.com

Figura 6.15 – Ferimento transfixado por arma branca (FAB) (prego).

Sintomatologia

- Dor local.
- Sensação de síncope (desmaio).
- Formigamento (está ocorrendo o tampão hemorrágico).
- Edema na região (inchaço).
- Eritema (vermelhidão).
- Equimose (sangue escurecido na região).
- Hematoma (região arroxeada).
- Em geral, não sangra porque o objeto está obstruindo a saída do sangue.

Conduta

- Não retire o agente mecânico, imobilize juntamente com o objeto, a fim de não sofrer maiores danos. Retirar o agente causador pode lesar ainda mais os tecidos prejudicados.
- Não ofereça tipo algum de líquido à vítima, pois lembre-se: a homeostase, que é o equilíbrio do organismo, está em funcionamento para promover a reconstituição do sistema.
- Conduza a vítima ao pronto-socorro para exames apropriados e a retirada do objeto com cautela e precisão, por profissional especializado no assunto.
- Cuidado ao administrar analgésico para dor, mesmo se for intensa e desconfortável. É preciso saber se a vítima tem algum tipo de alergia medicamentosa.

Ferimento por arma de fogo (FAF)

Ferimento por projéteis (arma de fogo) identifica-se por uma sigla do ferimento por arma de fogo (FAF).

As lesões do gênero mecânica são divididas em três categorias:

- **perfurantes**: que penetram em partes maciças do corpo, e não saem;
- **transfixantes**: atravessando um órgão ou mais parte do corpo e saem;
- **fundo de saco**: perfurando e atingindo determinado obstáculo e permanece no local.

Existem hoje diversos tipos de armas de fogo. O projétil, ao atingir a vítima, destrói os tecidos e órgãos e cada vez seu poder de destruição fica mais aprimorado.

Conduta

Solicitação de resgate urgente para a condução apropriada ao hospital mais próximo para os procedimentos imediatos.

Ferimento eviscerado

Acontece quando ocorre a inserção de objeto penetrante e, com a retirada desse agente mecânico, órgãos podem sair da cavidade peritoneal (orgânica), ficando expostos ao ambiente.

Sintomatologia

- Mal-estar geral.

Conduta

- Umedecer um tecido limpo e colocar na região da exposição do órgão.
- Nunca tentar recolocá-lo para dentro da cavidade, pois enviaria colônia bacteriana e promoveria uma infecção generalizada.
- Conduzir a vítima ao hospital mais próximo para medidas cirúrgicas.

Ferimentos profundos de tórax

Coloque gaze ou tecido limpo, dobrado várias vezes sobre o ferimento, e aperte com firmeza por meio de uma faixa, tecido ou cinta (Figura 6.16).

Chaikon/Shutterstock.com

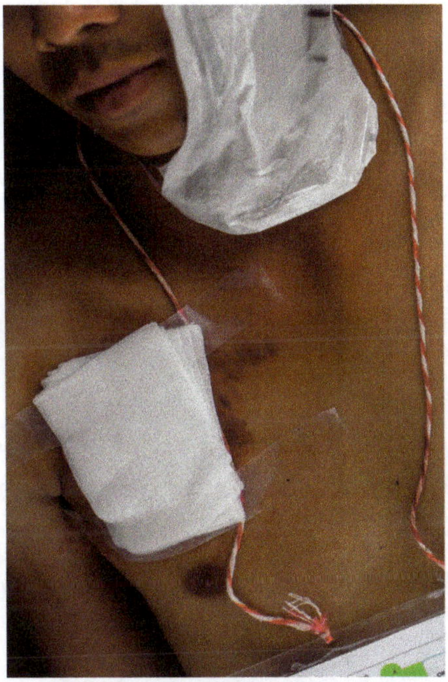

Figura 6.16 – Compressão de ferimento no tórax.

Conduza a vítima ao atendimento hospitalar.

Em ferimentos abdominais expostos não se deve tocar nas vísceras, como intestinos, estômago etc. nem recolocar os órgãos na cavidade peritoniana. Os órgãos devem ser cobertos com tecido limpo e úmido, para que não ocorra o ressecamento e consequentemente uma infecção. Conduza a vítima ao hospital o mais rápido possível.

IMPORTANTE!

Sempre que o ferimento tiver sido causado por introdução de algum objeto, como pregos ou chapas enferrujadas, proceda a uma cuidadosa fixação do objeto no local, sem retirá-lo de forma alguma, pois a remoção pode provocar sérias lesões em órgãos ou tecidos, com hemorragias graves e de difícil controle. A aplicação profilática de soro antitetânico é indispensável.

EXERCÍCIOS

1. Uma serpente peçonhenta possui presas que perfuram o tecido cutâneo e inoculam o veneno, produzindo toxina, que pode causar choque anafilático na vítima em poucos segundos. Diante desta afirmativa, você conclui que:

   a) Toda serpente possui uma arcada dentária de vários dentes, mas não possui poder para produzir o choque anafilático.

   b) A serpente possui somente duas presas e atrás delas há a produção de veneno, mas não é nocivo, devido a substância neutralizante.

   c) O enunciado está correto. Com a picada da serpente, inicia-se o processo de produção de toxina e possível evolução do quadro para o choque anafilático.

2. Qual a odorização da sintomatologia da diabete mellitus no quadro de hiperglicemia?

   a) A homeostase produz na pessoa o odor cetônico, igual ao de uma pessoa alcoolizada.

   b) A odorização da pessoa hiperglicêmica diabética é de hipoclorito de sódio, parecida com a cândida.

   c) O socorrista deve ater-se ao odor liberado pelo glucagom, pois é confundido com o cheiro da melancia.

3. Quando se afere a pressão arterial de uma pessoa, devemos:

   a) Aferir somente no braço esquerdo, pois é o lado do coração.

   b) A pressão arterial deve ser observada somente após exercícios físicos, para se ter a real noção.

   c) Ao aferir a pressão arterial de uma pessoa, ter o cuidado de comprimir apenas uma vez. Não se deve comprimir novamente no mesmo braço, devido à alteração causada pela compressão anterior.

4. A manobra de Heimlich é utilizada para:

   a) Desobstrução da traqueia.

   b) Desobstrução do esôfago.

   c) Desobstrução do estômago.

5. A conduta correta para síncope é:

   a) Levar a pessoa para o ar livre e dar álcool para cheirar.

   b) Deitar a pessoa, elevar os membros inferiores e abaná-la.

   c) Sentar ou deitar a pessoa, verificar sinais vitais, aferir pressão arterial e observar que se refere ao simples desmaio e aguardar o retorno naturalmente.

6. Toda amputação deve ser estancada. A parte afetada deve ser comprimida, respeitando o tipo de hemorragia. Se for venosa, comprimir de três a cinco minutos; se for arterial, a compressão deve ser de dez minutos. A parte que foi retirada do corpo deve ser protegida e levada ao hospital para que o médico faça a reconstituição. Esse processo deve ser realizado em até seis horas. A afirmação está:

a) Correta, pois toda amputação pode ser reconstituída.

b) Correta, porém a parte deve ser armazenada no gelo.

c) Incorreta, pois não há como reconstituir a amputação, já que o sistema entende o corpo amputado como um corpo estranho.

7. A epilepsia é um quadro clínico na maioria das vezes e trata-se de uma enfermidade de incompatibilidade de neurônios, o que é parecido com um choque elétrico nas células nervosas. Hoje há cirurgia que elimina o problema e a vítima pode viver sem sequelas. Esta frase está:

a) Correta.

b) Incorreta.

c) Parcialmente correta, pois não há como eliminar o problema.

8. Qual a conduta para ferimento com objeto transfixado na região abdominal de uma vítima?

a) Retirar o objeto imediatamente e levar a vítima ao pronto-socorro para sutura.

b) Não retirar o objeto e levar a vítima ao hospital para retirada no pronto-socorro.

c) Imobilizar o objeto e deixar do mesmo jeito que estava. Conduzir a vítima ao hospital para realização da retirada pelo médico, após exames mais precisos.

9. Uma criança de oito anos de idade ingeriu uma substância química que a mãe relatou ser água sanitária. Um socorrista foi chamado para a conduta, que executou de forma correta:

a) Induziu a criança ao vômito para a saída do produto químico.

b) Ofereceu-lhe leite para neutralizar o produto químico.

c) Colocou-a deitada do lado esquerdo, para impedir o fluxo normal do organismo, e levou-a ao hospital para a desintoxicação.

10. Em casos de afogamento, o procedimento correto é:

a) Lateralizar a vítima à esquerda para proteger também o coração.

b) Liberar as vias aéreas, lateralizar a cabeça e comprimir a região abaixo do apêndice xifoide por cinco vezes, para liberação da água excedente.

c) Acolher a vítima e levá-la ao pronto-socorro para os procedimentos corretos.

CAPÍTULO

7 HEMORRAGIAS

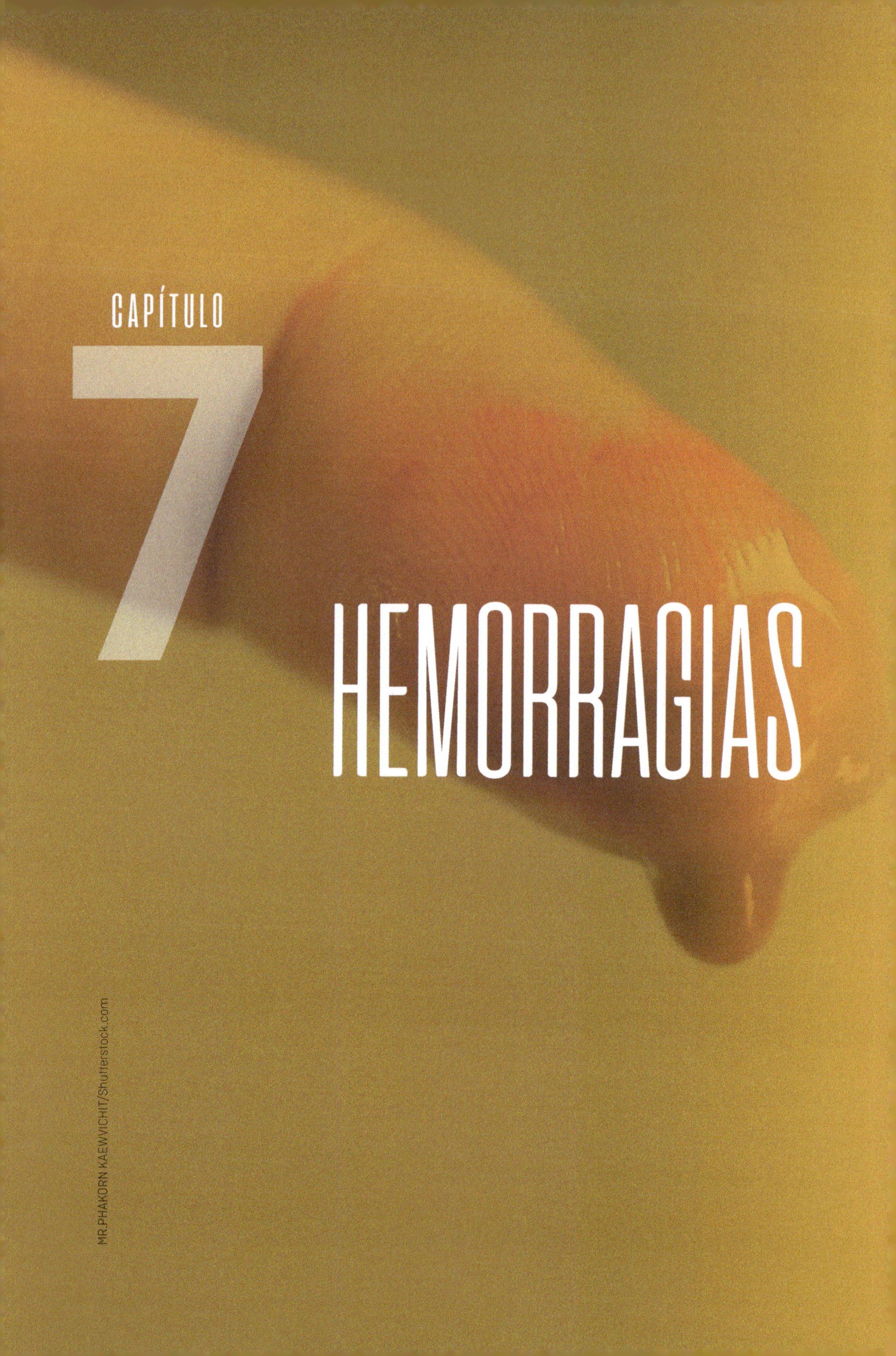

MR.PHAKORN KAEWVICHIT/Shutterstock.com

Hemorragia é a perda de sangue devido ao rompimento de um vaso sanguíneo (Figura 7.1). Pode ser hemorragia venosa, arterial ou, ainda, por um órgão. Existem vários tipos de hemorragias, e cada um exige cuidados especiais.

Quando ocorre a hemorragia, a homeostase entende que precisa refazer aquele dano ocasionado no vaso e libera as células que farão o tamponamento do local do extravasamento sanguíneo. As células que são acionadas são as plaquetas, as hemácias e as fibrinas, que rapidamente executam o trabalho de fechamento do vaso. Há pessoas que apresentam dificuldade no estancamento, a exemplo dos diabéticos, por possuírem produção de fibrinas menor que o ideal para esse processo (Figura 7.2).

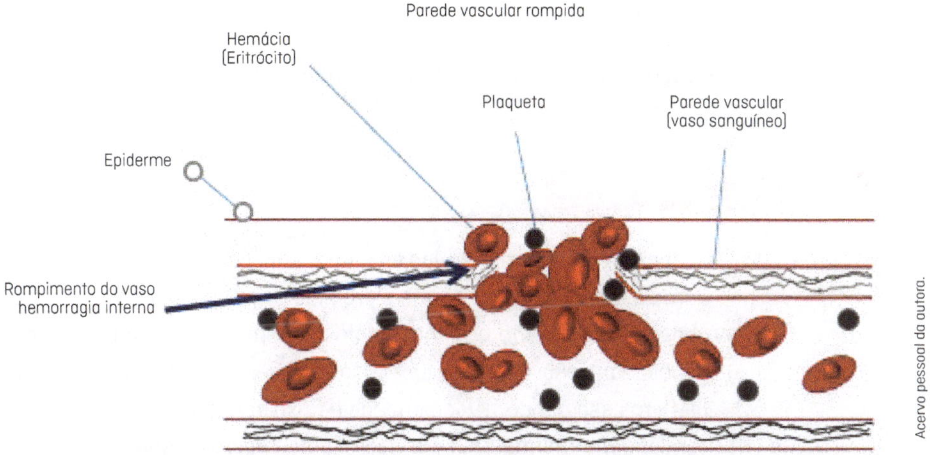

Figura 7.1 – Rompimento do vaso sanguíneo.

Quando o sistema orgânico solicita a produção do tampão hemorrágico, nota-se que as plaquetas alteram sua forma original, ficando pontiagudas para entrelaçar as fibrinas, como se estivessem costurando sobre o tecido sanguíneo.

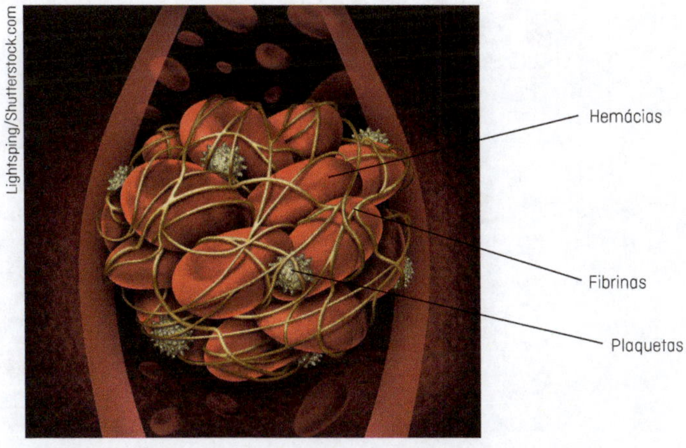

Figura 7.2 – Formação do coágulo, trombo ou êmbolo.

Hemorragia externa

É resultante de um ferimento com exteriorização sanguínea, e o sangramento é perceptível. É relevante ressaltar que há dois tipos de hemorragias externas, a venosa e a arterial. O mesmo procedimento deve ser utilizado para ambas, mas para o sangramento arterial deve-se comprimir a região por mais tempo.

Conduta

- Compressão com um tecido seco e limpo, de preferência, para o estancamento do ferimento.
- Elevação de membro caso seja possível, para evitar que o fluxo sanguíneo seja interrompido.

IMPORTANTE!

Em membros amputados ou esmagados, aplica-se a compressão. Jamais faça o torniquete, que é proibido por lei de acordo com o INSS, considerado um ato criminoso doloso desde 1996. Não existe emergência para isso, para nenhum caso deve ser aplicado tal procedimento. Com essa conduta você impede o fluxo sanguíneo, a oxigenação e, consequentemente, causa a necrose dos vasos, resultando em uma amputação do membro, pois não há como reconstituí-lo.

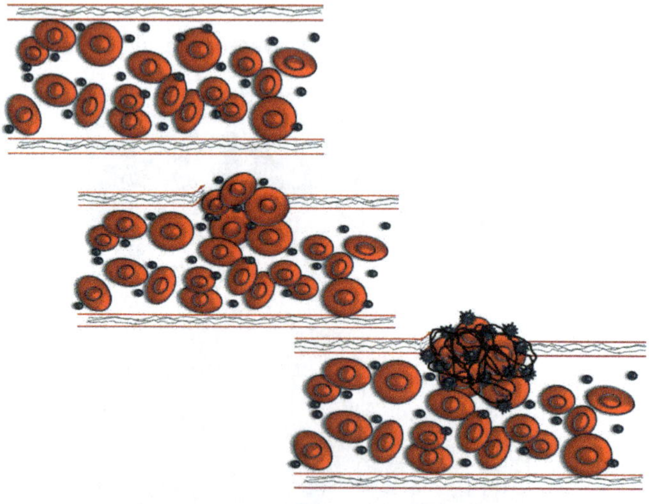

Acervo pessoal da autora.

Figura 7.3 – Formação de coágulo.

Hemorragia interna

Ocorre em ferimentos nos órgãos internos, em lesões geralmente causadas por traumatismos sem perda externa de sangue. Resultante de rompimento de vasos ou artérias no interior do corpo, é difícil a detecção desse problema. Em alguns casos, quando a hemorragia se apresenta de forma agressiva, a percepção dos sinais ou sintomas é significativa, porém quando o extravasamento sanguíneo é discreto, torna-se mais demorada a conduta. É considerada grave e deve ser examinada por um profissional da área da saúde o mais rápido possível. A vítima com hemorragia interna deve receber atendimento hospitalar imediato, devido à sua gravidade.

Apresenta sintomas como:

- Pulso fraco.
- Sudorese, no caso, suor frio e abundante.
- Palidez cutânea intensa.
- Mucosas descoradas.
- Sede.
- Lipotimia (tontura).
- Vômitos.
- Inconsciência.

Conduta

Colocar a vítima em decúbito dorsal, barriga para cima. No entanto, se o ferimento for na cabeça, deve-se levantá-la um pouco para o sangue não coagular na região encefálica. O médico deve ser informado imediatamente, pois na maioria das vezes apresenta a necessidade de intervenção cirúrgica.

Estancamento hemorrágico

Para estancar uma hemorragia, são necessárias algumas células presentes no sangue, são as hemácias, plaquetas e fibrinas. Elas vão para o local imediatamente ao extravasamento sanguíneo e formam um coágulo, trombo ou êmbolo. Em geral, esses coágulos são dissolvidos em nosso sistema, porém existem organismos que não conseguem fazer esse processo e, ao executar esse tamponamento natural, essa parte maior se desloca e percorre a corrente sanguínea, podendo ocorrer sérios problemas, entre eles:

- Infarto.
- Derrame cerebral.
- Tromboses.
- Embolia pulmonar.

Epistaxe

Igualmente conhecida como hemorragia da cavidade nasal ou como **sangramento nasal**.

Essa variedade de hemorragia é por veia, portanto é sangue venoso. Existem inúmeros capilares na região nasal e eles podem se romper em função de algumas situações, como exposição a temperaturas elevadas, traumas, cefaleias e outras.

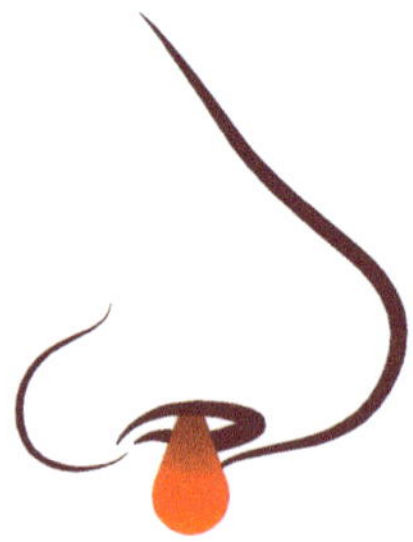

Peter Hermes Furlan/Shutterstock.com

Figura 7.4 – Sangramento nasal (epistaxe).

Conduta

Compressão das narinas por três minutos, sem elevar a cabeça, pois o sangue será ingerido e, ao chegar ao estômago, pode ser refluído, assim a vítima terá a nítida impressão de que o estado é mais grave do que realmente apresenta.

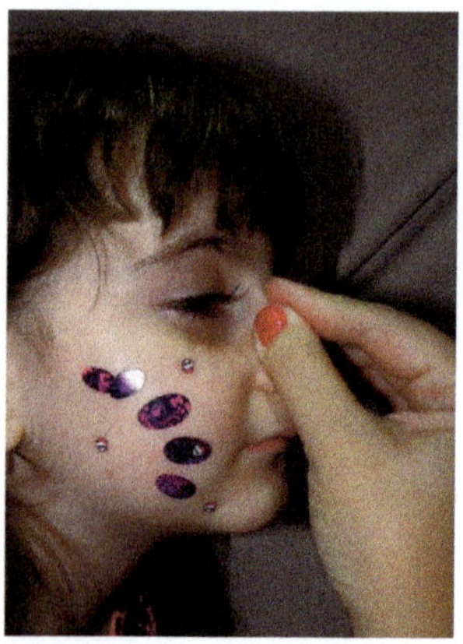

Acervo pessoal da autora.

Figura 7.5 – Compressão de narinas para estancar sangramento.

Deve-se levar em conta que nada acontece no corpo sem um motivo real. Por isso é importante uma investigação do sintoma ou sinal apresentado.

Crânio

Hemorragias cranianas são altamente delicadas, pois é preciso avaliar a situação para ver se é ou não possível estancá-la. Ao menor indício de hemorragia interna, não se faz compressão. O sangue deve sair e não permanecer no local, com isso evitam-se sérias complicações futuras. O seu alojamento nessa região pode comprometer o funcionamento dos neurônios em sua eficácia, e não mais permitir ao organismo da vítima exercer suas funções.

Conduta

Comprima a região craniana, desde que seja leve o ferimento. Caso apresente perfurações profundas, não comprima, pois os coágulos ficarão na região, e isso pode levar a um comprometimento maior com sequelas para a vítima.

Caso haja extravasamento de massa cefálica, não tente recolocar na caixa craniana, para evitar uma infecção maior.

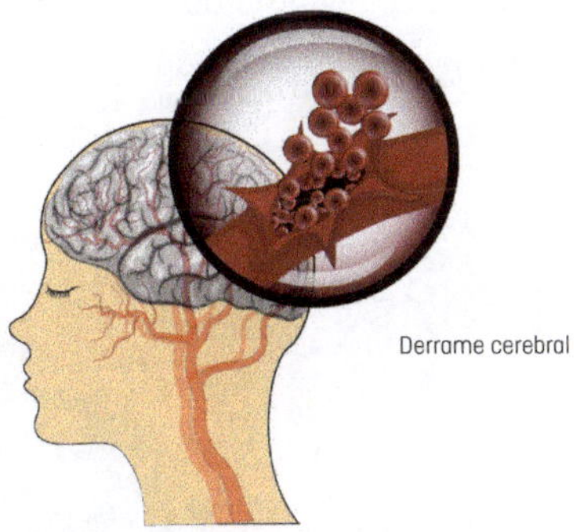

Artemida-psy/Shutterstock.com

Figura 7.6 – Hemorragia craniana.

Pulmonar

A compressão dessa hemorragia se faz necessária, porém com cautela, para não prejudicar as costelas, pois uma fratura comprometerá a conduta. O nome dado a essa hemorragia é hemotórax.

Conduta

Comprima a região do ferimento por dez minutos. A vítima deve ser levada imediatamente ao hospital para providências.

Em ferimentos superficiais ou profundos e que não apresentem hemorragia abundante, envolve-se a lesão em tecido limpo ou gaze, pressionando-a e conduzindo a vítima ao atendimento hospitalar (Figura 7.7).

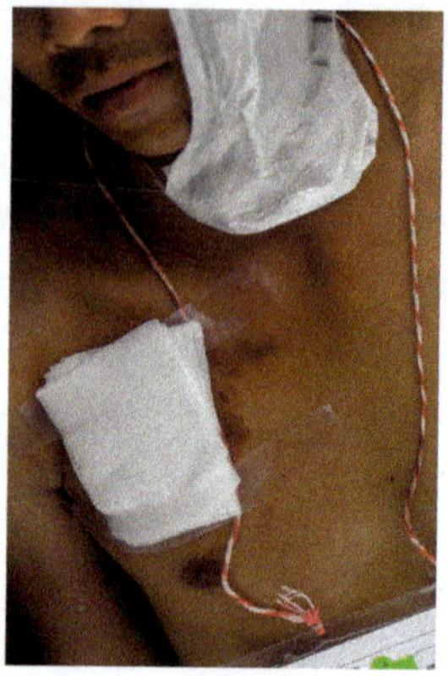

Chaikon/Shutterstock.com

Figura 7.7 – Compressão de ferimento no tórax.

Caso apresente hemorragia, proceda igualmente à contenção hemorrágica e conduza a vítima ao serviço hospitalar logo que possível. Não se deve fazer curativos com antissépticos.

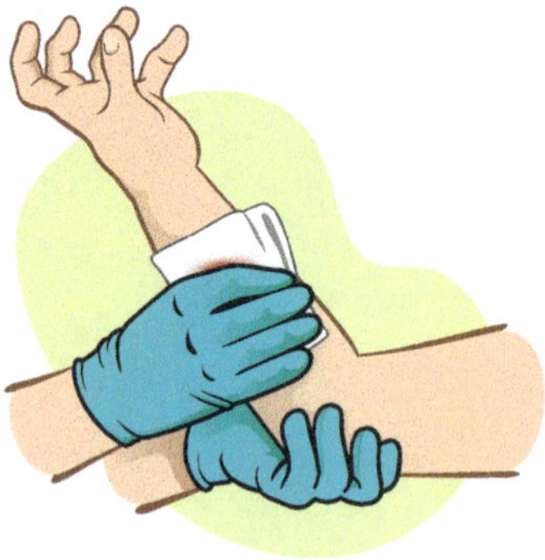

Luciano Cosmo/Shutterstock.com

Figura 7.8 – Compressão de ferimento no antebraço.

Conduta

Lave o ferimento com soro fisiológico ou água e sabão. Se houver algum corpo estranho, por exemplo, farpa, espinho etc., remova-o com a pinça, se puder fazer com facilidade. Se não, deixe essa tarefa para profissionais especializados.

Seque o ferimento com uma gaze ou um pano limpo. Evite cobrir o ferimento, facilitando assim a cicatrização, porém se estiver incômodo ou com risco de cair sujeiras, cubra com um "curativo adesivo" se for pequeno ou, se for maior, com uma atadura de gaze esterilizada presa com esparadrapo.

Se o ferimento for pequeno e não se dispuser imediatamente de um curativo adequado, estanque a hemorragia com a mão da própria vítima, comprimindo o local fortemente sobre o corte. Se a vítima sentir sede, deve-se molhar os lábios apenas, não dê líquido para beber, pois dificulta a homeostase, alterando a mensagem do cérebro e impedindo o restabelecimento do organismo. Para evitar o choque, deve-se agasalhar o ferido e mantê-lo em decúbito dorsal.

Outras hemorragias

Conduta

Observar o tipo de sangue que está saindo. Se for sangue venoso, comprimir a região de três a cinco minutos com tecido limpo e seco. Para hemorragias de sangue arterial, comprimir por dez minutos com tecido limpo e seco.

Hemorragia pulmonar ou hemoptise

Denominada grave, tornando-se indispensável o atendimento hospitalar. Essa hemorragia caracteriza-se pelas eliminações em jato de sangue vermelho e rutilante (brilhante) que saem pela região bucal da vítima após um acesso de tosse. A vítima deve ser colocada em decúbito dorsal até a chegada do atendimento de um profissional.

Hemorragia digestória ou hematêmese

Hemorragia do **trato digestório**, também é grave e necessita sempre de cuidados especializados. Inicialmente a vítima apresenta enjoo e êmese (vontade de vomitar), e sua eliminação é de cor escura, similar à borra de café. A vítima deve permanecer em decúbito dorsal, sem elevação de cabeça, e não deve ingerir nenhum líquido ou medicamento. Aplique compressas frias ou saco de gelo sobre o estômago da vítima para vasoconstrição, impedindo um fluxo intenso de saída sanguínea até a chegada do especialista.

Hemorragia na cabeça

Envolve-se com tecido limpo, em forma de faixa, colocando outra faixa ou atadura. A vítima deve ser mantida em decúbito dorsal com a cabeça elevada com aplicação de saco com gelo para que ocorra a vasoconstrição.

Se houver sangramento nasal, boca ou ouvidos, a cabeça da vítima deve ser voltada para o lado de onde provém a hemorragia. Nunca dê bebidas à vítima, que deve ser conduzida imediatamente a um hospital.

EXERCÍCIOS

1. Devido a um acidente grave, uma vítima encontra-se com hemorragia intensa na região do fêmur. Para estancar esse ferimento o procedimento correto é:

   a) Amarrar a região do fêmur com um fio resistente para impedir o fluxo sanguíneo.

   b) Comprimir a região com um tecido seco e limpo por dez minutos, pois a hemorragia é de sangue arterial.

   c) Aquecer um pedaço de metal e estancar o ferimento, pois somente assim haverá vasoconstrição.

2. Epistaxe significa:

   a) Sangramento do tórax.

   b) Sangramento do estômago.

   c) Sangramento nasal.

3. Quando ocorre uma hemorragia, o sistema envia para o local células que vão efetuar o tamponamento. São elas:

   a) Plaquetas, hemácias e fibrinas.

   b) Eritrócitos e células fagocitárias.

   c) Células pinocitárias e plaquetárias.

4. Havendo hemorragia digestória, com eliminação de sangue de coloração escura, você, como socorrista, conclui que:

   a) A hemorragia ultrapassou o esôfago e pode estar vindo do estômago.

   b) É uma hemorragia simples, pois está saindo da boca.

   c) É uma hemorragia que está saindo do intestino delgado.

5. A compressão para hemorragia deve ser realizada de forma a:

   a) Comprimir a região com a mão de forma imediata.

   b) Realizar a compressão com luvas, evitando assim contaminações.

   c) Amarrar para evitar sangramentos.

CAPÍTULO

8 TEMPERATURA

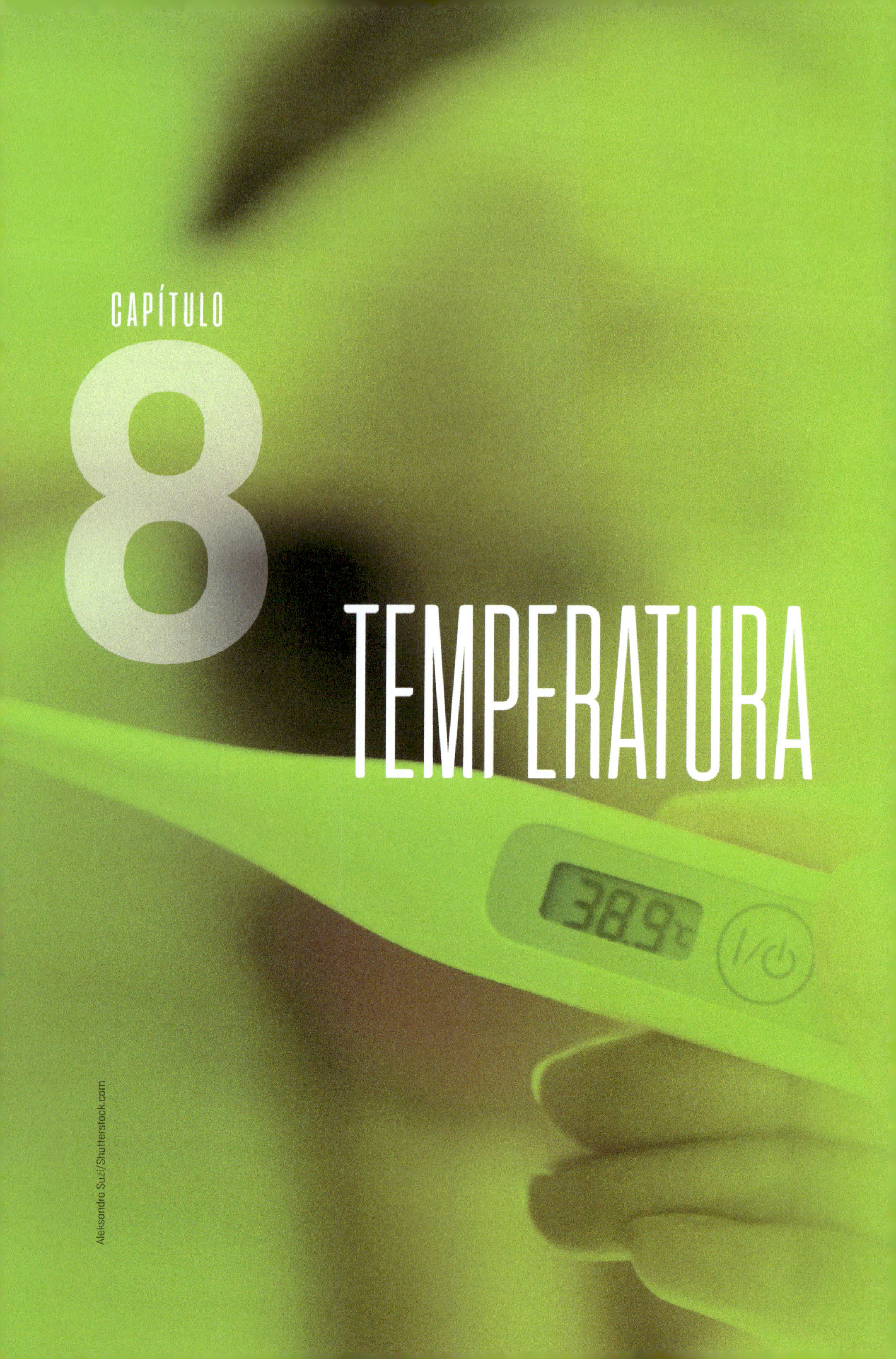

Aleksandra Suzi/Shutterstock.com

A temperatura normal do corpo humano é em torno de 36,5 °C tanto em adultos quanto em crianças. Quando ela se altera para mais, temos uma hipertermia (febre), que pode indicar um processo infeccioso e causar o choque, além de crises convulsivas.

Quando se altera para menos, temos a hipotermia, que também pode levar ao estado de choque e alterações das extremidades do corpo, como cianose (ausência de oxigênio) e necrose, que é a morte das extremidades. Você pode ter ideia da temperatura colocando o dorso de uma de suas mãos na região frontal da pessoa doente e a outra na sua região frontal. Se a pessoa tiver febre, você sentirá a diferença.

Para verificar a temperatura, usa-se um termômetro digital colocado por pelo menos cinco minutos na região axilar da pessoa.

Os sinais e sintomas da febre são: tremores, calafrios, mal-estar geral, respiração rápida, rubor de face, sede, olhos brilhantes e lacrimejantes, pele quente, sensação de desmaio.

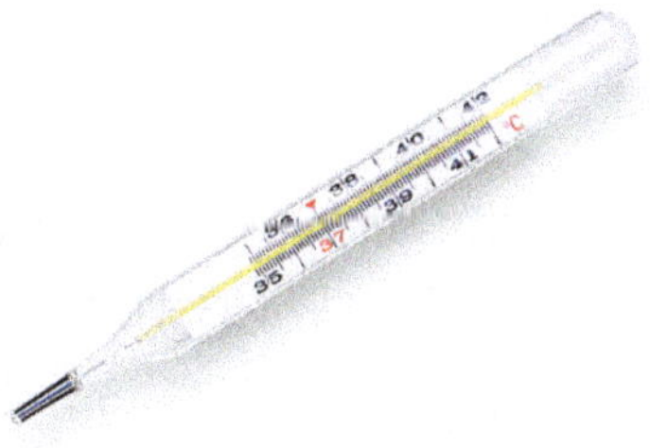

Andrii Gorulko /Shutterstock.com

Figura 8.1 – Termômetro de mercúrio (não mais utilizado).

O termômetro de mercúrio não é mais utilizado devido ao alto nível de contaminação do mercúrio quando da quebra do aparelho, tanto para a pessoa que está em contato, quanto para o meio ambiente.

Se a pessoa estiver acamada, retire o lençol ou cobertor. Se for criança pequena, desagasalhe-a, deixando apenas roupa leve, até que a temperatura volte ao normal.

Ofereça líquidos à vítima. Toda pessoa com febre deve beber bastante líquido, como sucos.

É importante saber quando a febre se inicia, quanto tempo ela dura e como acaba, para melhor informar ao profissional de saúde.

Ponha compressas úmidas na região da testa (região frontal), trocando-as com frequência para mantê-las frias. Continue fazendo esse procedimento até que a febre abaixe.

Se houver condições, dê um banho levemente morno e prolongado em bacia, banheira ou chuveiro. Com o surgimento da febre alta, podem aparecer alguns sinais e sintomas, tais como tontura, enjoo, dor de cabeça, pele seca e quente, rosto avermelhado, febre alta, pulso rápido, respiração difícil, fraqueza muscular.

Os sintomas e sinais de insolação nem sempre aparecem ao mesmo tempo. Normalmente podemos verificar apenas alguns. O importante então é que você saiba exatamente o que fazer no caso de uma pessoa passar muito tempo exposta ao sol e apresentar algum sinal de insolação.

Enquanto você aguarda o socorro, procure colocar a vítima à sombra, fazer compressas frias sobre a sua cabeça e envolver seu corpo em toalhas molhadas. Isso é feito para abaixar a temperatura. Em seguida, deite a pessoa em decúbito dorsal (de costas para baixo), apoiando a cabeça e os ombros para que fiquem mais altos que o restante do corpo.

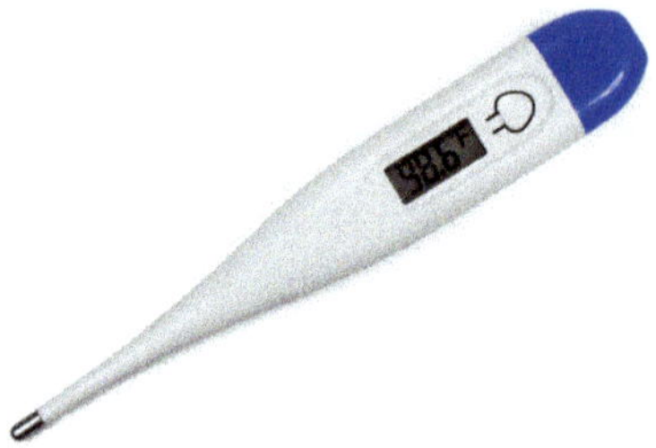
dennira /Shutterstock.com

Figura 8.2 – Termômetro digital.

O ideal é que a temperatura desça lentamente, para que não ocorra o colapso, próprio de quedas bruscas de temperatura. Após ter prestado os primeiros socorros, deve-se procurar ajuda profissional da saúde, para hidratação com soro fisiológico endovenoso.

Intermação

É uma perturbação do sistema orgânico gerada pelo excesso de calor em locais desprovidos de arejamento necessário. Existem lugares que apresentam temperaturas elevadas devido às condições de trabalho, entre eles fundições, caldeiras, fornos industriais etc.

A intermação apresenta similaridade com a sintomatologia da insolação. O que a diferencia é a quantidade de ar existente no ambiente. Sintomas: cefaleia (dor de cabeça); náuseas; palidez cutânea acentuada; sudorese abundante (transpiração excessiva); temperatura corpórea levemente elevada; pulso rápido e fraco; sensação de síncope (desmaio); astenia (enfraquecimento muscular); câimbras abdominais e em membros inferiores (MMII - pernas); inconsciência. A conduta é a mesma da insolação.

Queimaduras

Denomina-se queimadura toda e qualquer lesão no organismo humano causada pela ação curta ou prolongada de temperaturas extremas sobre o corpo humano. As queimaduras podem ser superficiais ou profundas, e é possível dividi-las em diferentes tipos, de acordo com a gravidade.

A gravidade de uma queimadura não se mede somente pelo grau de lesão, mas também pela extensão da área atingida.

São consideradas:

- Grandes queimaduras aquelas que atingem mais de 15% do corpo, no caso de adultos.
- Para crianças de até dez anos, são consideradas grandes queimaduras aquelas que atingem mais de 10% do corpo.

Se o socorrista souber classificar um grande queimado e encaminhar a vítima para um pronto-socorro, já será de grande valia. Vamos conhecer e especificar cada caso e saber como agir em cada um deles.

Queimadura é a lesão acometida por ação de calor, frio ou de outras radiações sobre o organismo, impedindo o funcionamento sistêmico adequado. As queimaduras, além de provocarem intensa algia (dor) local, podem causar choque e levar a vítima ao óbito, dependendo do seu estado e da extensão da área atingida.

Os seguintes agentes podem ser causadores de queimaduras mais frequentes e nocivos aos tecidos humanos:

1. Líquidos ferventes.
2. Contato direto com chama.
3. Sólidos superaquecidos ou incandescentes.
4. Vapores quentes.
5. Substâncias químicas (ácidos corrosivos, soda cáustica, fenol e outras substâncias reagentes).
6. Misturas de produtos químicos, cujas fórmulas são desconhecidas pelos manipuladores, provocando alterações.
7. Radiações infravermelhas e ultravioleta naturais (sol) ou de laboratório (aparelhos).
8. Emanações radioativas.
9. Eletricidade (pela passagem direta de corrente elétrica pelos tecidos, provocando a eletrólise e consequentes necroses teciduais; ou ainda pela ação direta do calor em forma de arco voltaico).
10. Gelos, temperatura extrema, que o corpo não consegue suportar.

Classificação das queimaduras

As **queimaduras externas** podem ser **superficiais**, quando atingem apenas camadas da superfície epidérmica (primeira camada da pele), ou **profundas**, quando há destruições teciduais, células mais interiorizadas.

Sua classificação é descrita em graus, prática que indica apenas a profundidade da lesão. Queimaduras de todos os graus podem apresentar-se na mesma vítima.

Queimadura de primeiro grau

Sua característica é a lesão superficial da pele (epiderme), sem formação de bolhas, formando eritema ou hiperemia, que definimos como vermelhidão da região cutânea. Provoca algia (dor), ardor e ressecamento da pele. É suportável na maioria das vezes, porém se ela atingir mais da metade do corpo, pode se tornar muito grave. Exemplificamos essas queimaduras com aquelas causadas por raios solares, provocando a insolação, e por radioatividade.

Conduta

Resfriar o local com água tépida (35,5 a 36 °C). Tempera-se essa água como quase fria. Para se ter uma ideia melhor sem termômetro, sinta com o dorso da mão ou região interna do cotovelo.

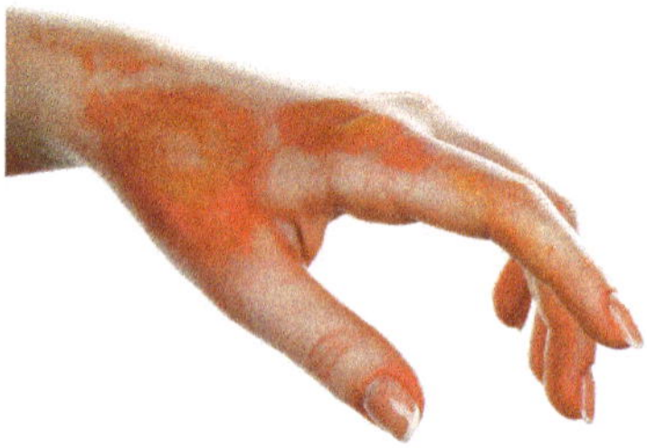

Africa Studio /Shutterstock.com

Figura 8.3 – Queimadura de primeiro grau no dorso da mão.

Queimadura de segundo grau

As queimaduras de segundo grau são que atingem as camadas um pouco mais profundas da pele. Caracterizam-se em geral pela formação de bolhas e desprendimento das camadas da pele, provocando dor e ardência locais. Essas queimaduras são mais graves que as de primeiro grau porque a perda de água que elas podem provocar eventualmente leva à desidratação. A partir desse grau a probabilidade de infecção é alta, porque a pele, o órgão mais resistente, foi danificado, e inúmeros agentes patogênicos aproveitam para se instalar no sistema.

A formação de bolhas pode ser de três tamanhos, todas com líquido cítrico em seu interior, denominado exsudado[17] seroso. Os tamanhos são os seguintes:

- Vesículas, pequenas bolhinhas com líquido em seu interior.
- Bolhas são médias com líquido em seu interior.
- Flictenas são bolhas de grande extensão também com líquido cítrico em seu interior.

Essas bolhas recebem um desses três nomes conforme o tamanho, sendo esta a única diferença entre elas.

Conduta

- Aplique compressas umedecidas com água tépida[18] no local e providencie assistência imediatamente.

Ilustramos a queimadura de segundo grau para melhor entendimento (Figura 8.4).

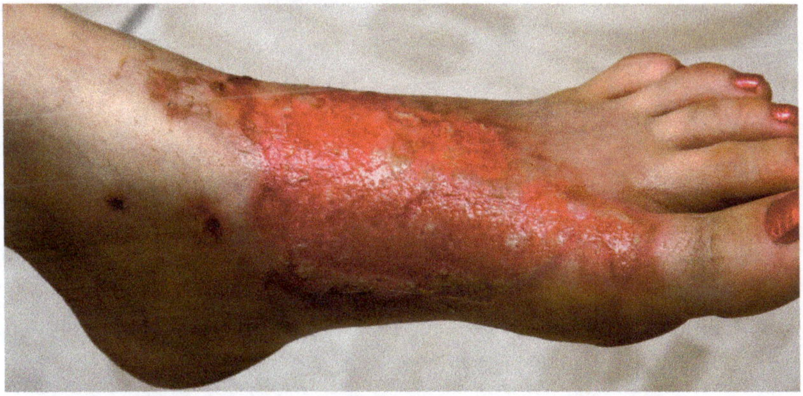

Andrii /Shutterstock.com

Figura 8.4 – Queimadura de segundo grau no dorso do pé.

Queimadura de terceiro grau

As lesões atingem todas as camadas da pele, tecido celular subcutâneo, músculos profundos, podendo chegar à necrose de tecido ósseo, provocando ulcerações[19] profundas e dores fortes de forma rápida e evidente (Figura 8.5). Nesse grau a vítima já não mais sente algia (dor), pois as terminações nervosas que se encontravam abaixo da epiderme foram totalmente destruídas. As queimaduras de terceiro grau são as mais graves e representam sérios riscos para a vítima, sobretudo se atingirem grande extensão do corpo.

17. Líquido que é excretado, que sai de um ferimento.
18. Água com temperatura entre 35,5 °C e 36 °C (temperatura do punho ou cotovelo).
19. Feridas.

A gravidade da queimadura implica em risco de morte e não está na profundidade alcançada, no grau, mas na **extensão** da superfície atingida, dando origem ao **estado de choque** pela destruição de células nervosas e impedindo o termômetro da dor (algia), desequilíbrio eletrolítico do meio interno, desidratação severa e descontrole do organismo de forma sistêmica. As lesões renais frequentemente acompanham as queimaduras de grande porte, tornando sempre o prognóstico muito preocupante.

Chaikom/Shutterstock.com

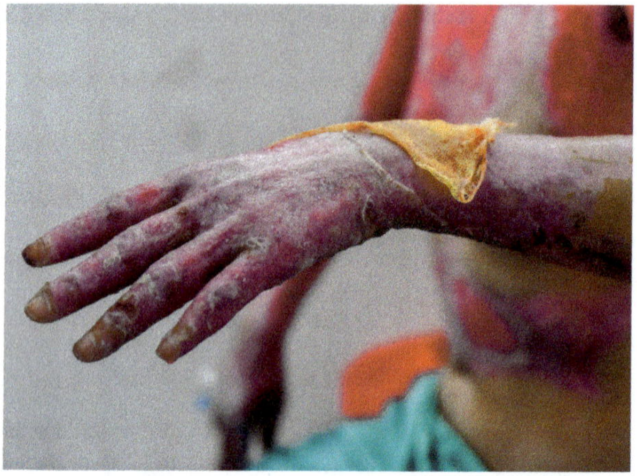

Figura 8.5 – Queimadura de terceiro grau.

Conduta

- Mantenha a vítima em decúbito dorsal.
- Lave bem as mãos antes de tratar das queimaduras, para não provocar infecções. Corte todas as roupas que estão perto das regiões queimadas, caso não estejam aderidas.

Natalya Kalyatina /Shutterstock.com

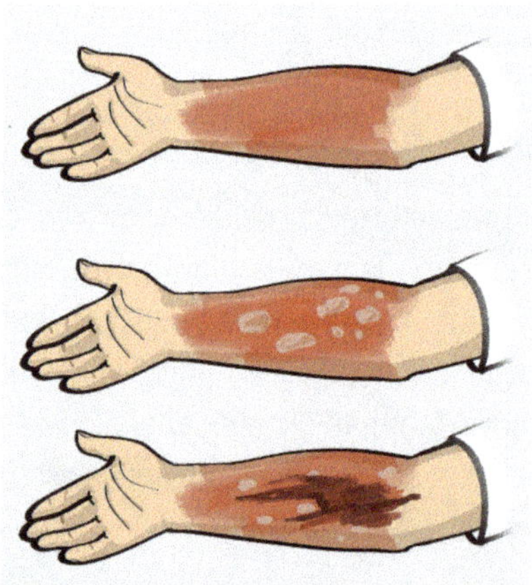

Figura 8.6 – Evolução da queimadura de primeiro, segundo e terceiro graus (antebraço).

- Resfrie a região afetada com água tépida.
- Não desloque ou retire a roupa aderida ao corpo que ficou sobre as queimaduras, para não aumentar as ulcerações. Cubra as úlceras com gaze ou com um pano limpo, sem apertar, umedecendo continuamente. Não use outro tipo de material, porque pode aderir e piorar ainda mais o estado da vítima.
- Nunca fure as bolhas nem toque na parte queimada. Isso pode causar uma infecção e piorar o estado da vítima.
- Não aplique nenhuma substância sobre a queimadura que não seja hidratante (água ou soro fisiológico).

Classificação em relação à área corpórea atingida

A avaliação é realizada por meio da superfície corpórea queimada. A gravidade é medida pela porcentagem.

Por exemplo, cinco por cento de queimadura de terceiro grau é menos grave do que 90% de queimadura de primeiro grau, pois no segundo exemplo a vítima pode entrar em choque devido à perda de eletrólitos, denominado choque hipovolêmico, perda de líquido.

Regra dos nove

Acervo pessoal da autora.

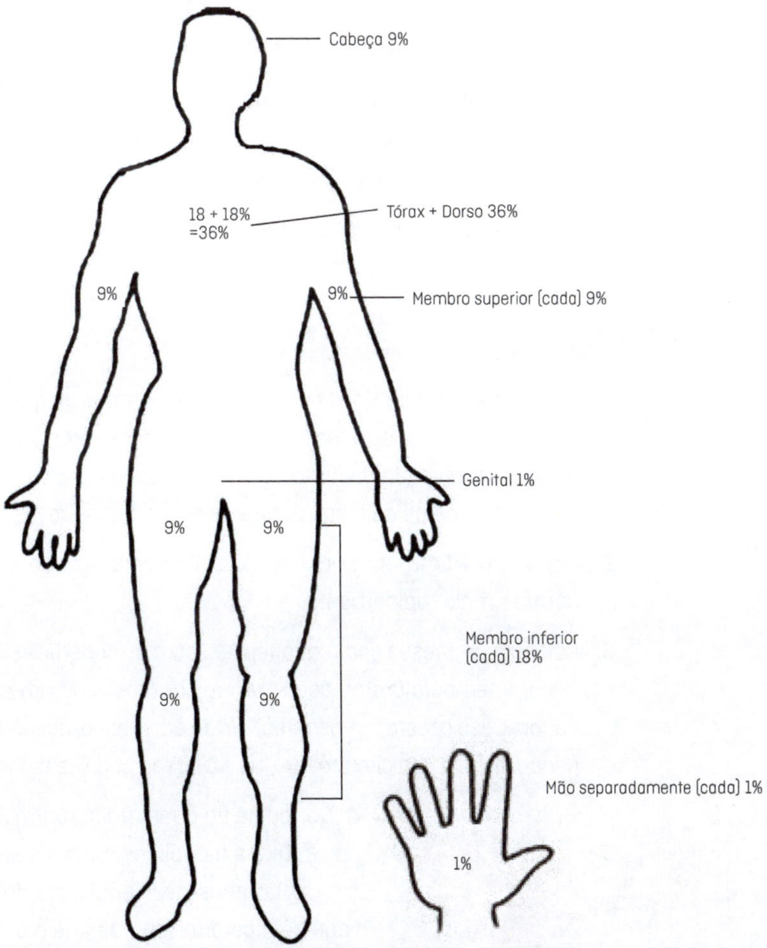

Figura 8.7 – Superfície corporal segmentada para nortear a porcentagem de tecido cutâneo ou subcutâneo comprometido com a lesão de queimadura.

Superfície corporal		
Região	**Localização**	**%**
Cabeça	Região cefálica	9
Membro superior esquerdo	Braço + antebraço	9
Membro superior direito	Braço + antebraço	9
Tórax e abdome	Parte anterior	18
Tórax e região lombar	Parte posterior	18
Genitália	Púbis	1
Membro inferior esquerdo	Coxa + perna	18
Membro inferior direito	Coxa + perna	18

A conduta para um queimado varia conforme o bom-senso e a rapidez de raciocínio do socorrista. O resfriamento dos locais é prático, porém exige cautela.

Queimaduras térmicas

As queimaduras térmicas são ocasionadas pelo calor ou pelo frio, podendo ser classificadas também como de primeiro, segundo e terceiro graus, dependendo de sua extensão de gravidade.

Exemplo: queimadura pelo gelo (geladura), que ocasiona lesões intensas que podem até evoluir para necrose de tecido.

Conduta

1. Caso apresente chamas nas vestimentas, retire-as quando não estiverem coladas na pele e se o tecido for leve e de fácil remoção, ou procure abafar o fogo, envolvendo a vítima com tecido, toalha, capa. Cuidado com o cobertor, pois os pelos e fios podem ficar retidos e provocar infecção maior.
2. Colocar a vítima em decúbito dorsal, economizando energia para se recompor mais rapidamente.
3. Colocar compressa com água tépida sobre as superfícies atingidas. Para verificar a temperatura da água com rapidez, coloque um pouco na região do punho. Caso o rosto também tenha sido acometido, dar preferência a ele, mas nunca jogue o jato diretamente, pois a vítima pode se afogar.

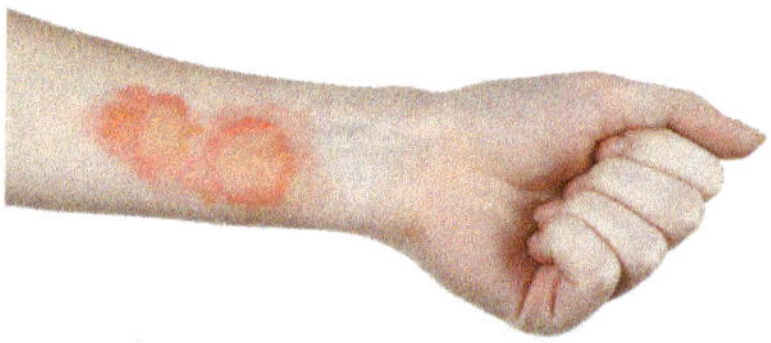
Africa Studio/Shutterstock.com

Figura 8.8 – Queimadura térmica.

4. Nunca dê ao paciente nenhum líquido, muito menos bebidas alcoólicas, pois o sistema está entrando em homeostase (equilíbrio do sistema) e caso você dê algo diferente do que o organismo está trabalhando, ele altera a mensagem do cérebro e para de lutar a favor do problema existente.

Queimaduras por agentes químicos

Causadas por tintas, ácidos, detergentes etc. Antes de cuidar dos ferimentos, é preciso molhar todas as peças de roupa que estejam impregnadas pela substância para removê-las sem causar maiores danos, porque o contato com a roupa pode gerar novas queimaduras. Depois, lave o local queimado com água em abundância, durante 10 a 15 minutos, para que não reste nenhum resíduo da substância química e, em seguida, proteja as ulcerações com gaze ou pano limpo (Figura 8.9).

Anukool Manoton /Shutterstock.com

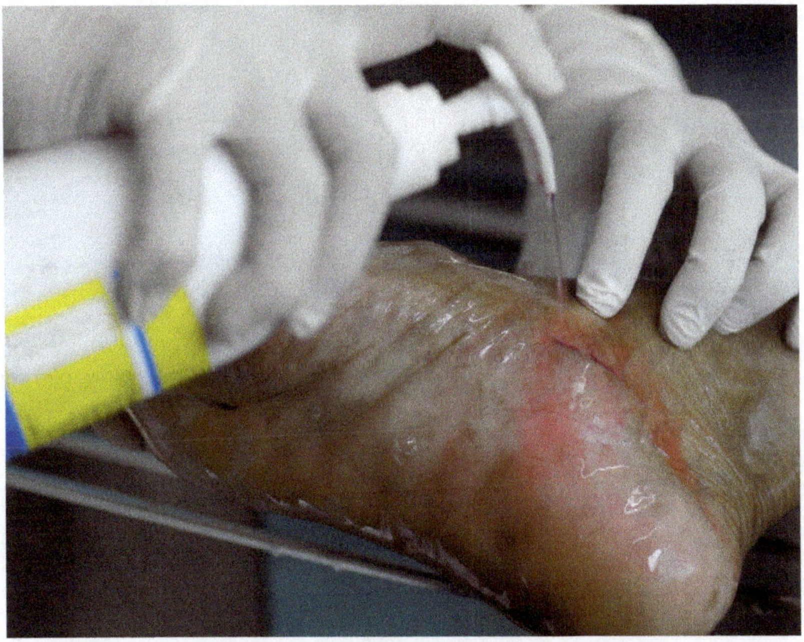

Figura 8.9 – Queimadura por agente químico.

Conduta

1. Jogue água na região atingida, sem direcionar diretamente para a pele, pois o agente químico penetra ainda mais nos poros, elevando ainda mais sua concentração.
2. Conduza a assistência como no caso anterior.
3. Não aplique unguentos, graxas, bicarbonato de sódio ou outras substâncias.
4. Não toque a área queimada com as mãos, somente com luvas estéreis.
5. Não retire corpos estranhos ou elementos gordurosos das lesões.
6. Não fure as bolhas que aparecerem, pois o líquido cítrico está hidratando a região lesionada, a fim de protegê-la.

7. Oclua (tampe) o ferimento com gaze, para impedir a entrada de micro-organismos.

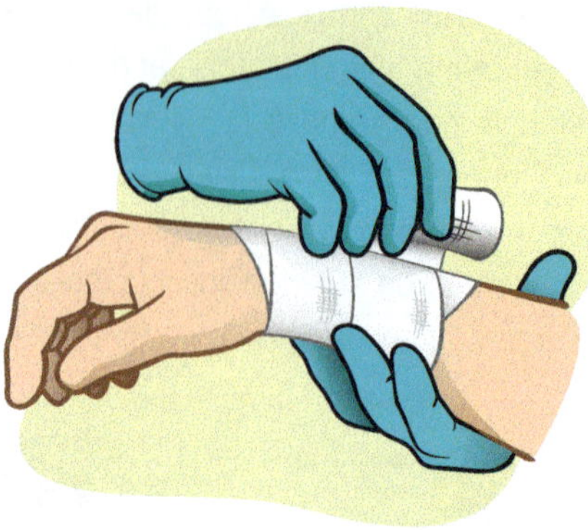

Figura 8.10 – **Oclusão de ferimento com atadura de crepe.**

Cuidados necessários

Em caso de acidentes, o produto químico deve ser verificado, pois de acordo com cada especialidade há um neutralizador diferente. Por exemplo, se for ácido sulfúrico, não se deve jogar água, porque vai ocorrer uma reação severa. As empresas que manuseiam esse produto possuem outro que o antagoniza, revertendo o processo anterior.

As queimaduras devem ser examinadas por um enfermeiro ou médico com a máxima brevidade possível, sobretudo nos casos de grandes queimados.

Queimaduras oculares

Essas queimaduras exigem assistência profissional imediata. Elas podem ser produzidas por substâncias tóxicas ou irritantes, tais como ácidos, álcalis, água quente, vapores, cinzas em temperaturas elevadas, pó explosivo, metal fundido, chama direta, arco voltaico etc.

É um caso muito especial. A ação deve ser rápida para evitar a perda parcial ou total da visão.

Conduta

1. Jogar bastante água nos olhos, durante alguns minutos, sempre piscando para lubrificação natural, tomando sempre o cuidado de virar o olho acometido para baixo para o não acometimento do outro olho. Caso haja o equipamento lava-olhos, abri-lo e deixar o jato de água por alguns minutos, também nesse caso, piscando para lubrificação natural.

2. Não usar esfregaço nos olhos, protegendo contra maior irritabilidade e descamação do globo ocular.

3. Ocluir, que é o ato de fechar os dois olhos com gazes ou tecido limpo, a fim de protegê-los por igual, já que eles possuem um funcionamento único.

4. Conduzir o acidentado ao especialista imediatamente.

5. Após a queimadura ocular, há necessidade de lavar os olhos para retirar o excesso do produto que lesou o globo ocular. **Atenção**: lavar os olhos da pessoa atingida em posição lateral, para evitar a contaminação do ouvido e de outros tecidos.

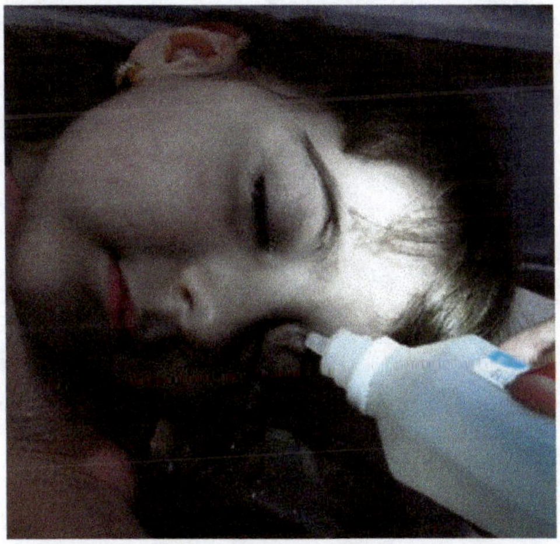

Acervo pessoal da autora.

Figura 8.11 – O olho contaminado deve ser lavado de forma que não contamine o outro olho, o ouvido ou demais tecidos da vítima, que deve ficar lateralizada.

Queimaduras por fogo

Nas queimaduras causadas por fogo, pode ocorrer a aderência do tecido da vestimenta da pessoa ferida sobre a pele, ocasionando o impedimento de sua retirada.

Conduta

Caso a roupa esteja se incendiando, a primeira providência é abafar o fogo.

Não rolar a vítima no chão, uma vez que a alta quantidade de micro-organismos nessa região pode provocar uma infecção dos tecidos epidérmicos, ou seja, a pele da vítima.

Se as queimaduras atingirem o tórax, abdome ou dorso, pode-se jogar água fria sobre as ulcerações, para aliviar as dores, tomando o cuidado para não agredir a vítima; além do que, se for uma extensão grande, protegê-la apenas com a manta térmica para evitar o choque. Em seguida, remover a vítima para um hospital. Anime-a e a tranquilize (Figura 8.12).

Microgen/Shutterstock.com

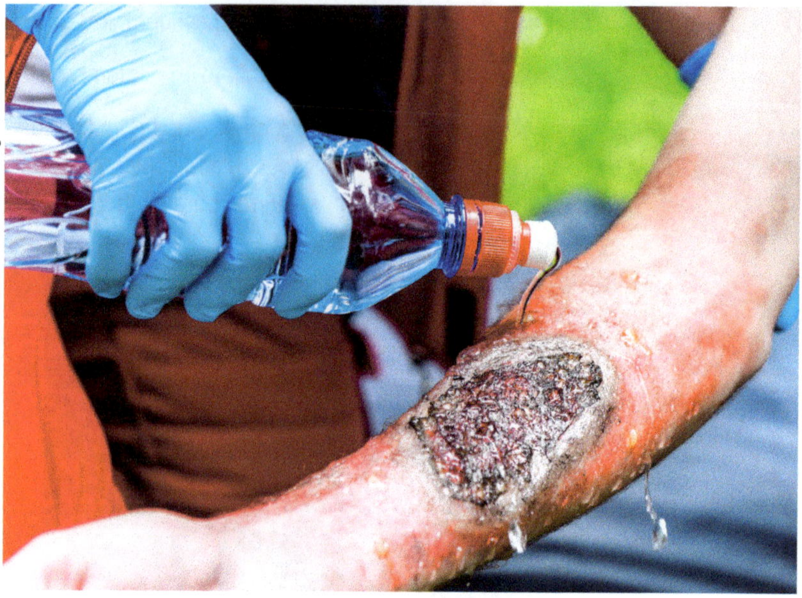

Figura 8.12 – Queimadura por fogo.

EXERCÍCIOS

1. Uma criança está com a temperatura de 39 °C, portanto ela está:

   a) Hipertérmica.

   b) Hipotérmica.

   c) Com a temperatura normal.

2. A conduta para insolação compreende:

   a) Resfriar a temperatura corporal com água tépida e hidratar a vítima com isotônico.

   b) Resfriar a vítima rapidamente com água gelada, a fim de restabelecer a normalidade do corpo.

   c) Emergir a vítima em uma banheira com pedras de gelo para sua normalização.

3. Qual a sintomatologia da intermação?

   a) Sentimento de solidão, abandono e concomitante desespero.

   b) Cefaleia, náusea, lipotimia, aumento da temperatura corporal, sede intensa, visão embaçada, fraqueza muscular e diminuição do nível de consciência.

   c) Fobia, cefaleia, êmese, dores generalizadas e aumento da pressão arterial.

4. Para uma vítima em chamas, a conduta mais eficaz é:

   a) Rolar a vítima no chão para apagar a chama imediatamente, diminuindo os danos.

   b) Jogar a vítima em um lago para neutralizar o fogo.

   c) Abafar o fogo com um tecido não sintético para impedir maiores lesões.

5. Para a queimadura ocular, deve-se ter um procedimento rápido e eficaz. A forma correta é:

   a) Lavar o olho com vinagre.

   b) Lavar o olho com água normal ou soro fisiológico.

   c) Lavar o olho com leite.

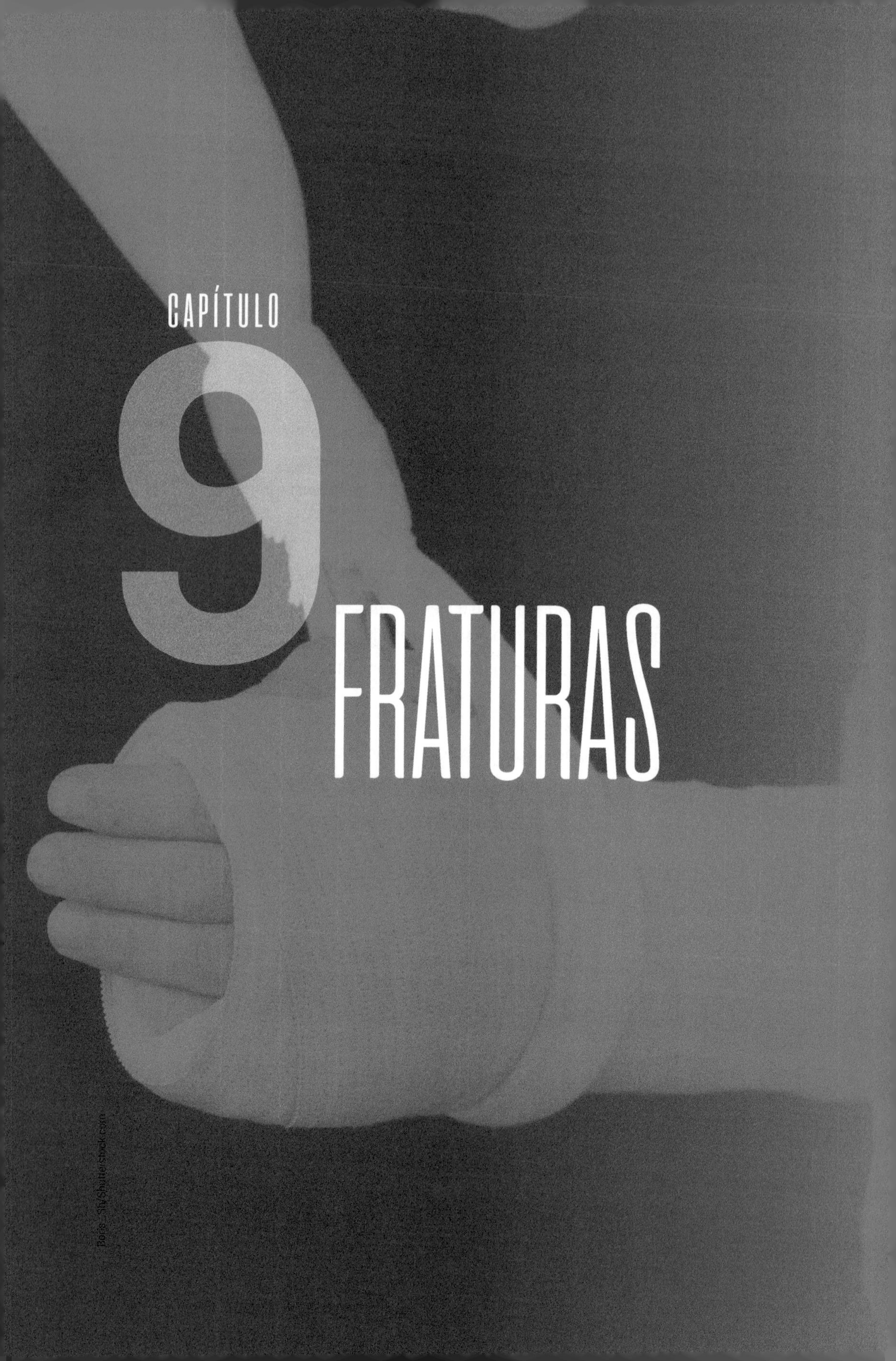

CAPÍTULO 9 FRATURAS

Boris_Sh/Shutterstock.com

Fratura é uma lesão em que ocorre uma ruptura parcial ou total do tecido ósseo que interfere na anatomia do esqueleto. Pode ser entendida como a quebra de um osso. Existem dois tipos de fraturas: aberta ou exposta – quando é possível visualizar o osso pelo rompimento do tecido cutâneo – e a fechada ou interna, que pode ou não ter deformidade a ponto de se visualizar que há alguma inconsistência anatômica naquela região.

Fraturas fechadas ou internas

São aquelas em que o osso fraturado não aparece na superfície e não ocorre ruptura das partes moles superficiais, apenas se visualiza o desnível e o movimento anormal ósseo, ocasionando dor local. Em alguns casos, não identificamos a fratura pela deformidade da região, apenas pelo exame de apalpação e exame de raio X.

decade3d_anatomy online/Shutterstock.com

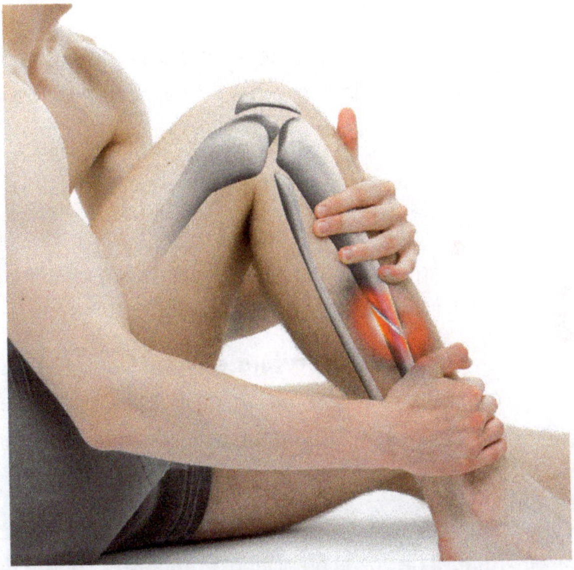

Figura 9.1 – Fratura interna ou fechada (o osso fraturado é a tíbia).

Fraturas abertas ou expostas

Nas fraturas abertas o osso fraturado aparece na superfície corporal, devido aos rompimentos de tendões, do músculo e da pele.

Existem vários sinais clínicos que caracterizam uma fratura. Citamos alguns que podem variar conforme a vítima:

- Traumatismo devido ao impacto.
- Dificuldade ou incapacidade de movimento.
- Algia e edema (inchaço) na área atingida.
- Posição anormal (desvio do eixo) do membro.
- Som crepitante bem característico ao tocar a região, por atrito, dos fragmentos ósseos.
- Se a fratura for exposta, o osso estará visível aos olhos do socorrista, pois terá rompido a pele.

No atendimento ao acidentado com fratura fechada:

1. A vítima deve ser movimentada o menos possível.
2. Imobilizar o membro com talas ou apoios adequados, como tábua fina, papelão, revistas dobradas etc.
3. Amarrar as talas de apoio com ataduras ou tiras de tecido de maneira firme. As talas devem estar dispostas de forma que prenda duas laterais, preservando a região afetada.
4. Remover o acidentado para o hospital.

O socorrista nunca deve tentar recolocar os ossos fraturados no lugar, pois os fragmentos ósseos podem ir para a circulação sanguínea e provocar embolia, infarto etc.

Em casos de **fratura exposta**, faça um curativo protetor sobre o ferimento, com gazes ou tecido limpo, a fim de evitar infecções, ressecando o tecido ósseo. Chegar à parte afetada próxima à anatomia, porém nunca recolocá-la no lugar.

Se houver hemorragia abundante, é sinal de que houve, além de fratura, ruptura de vasos ou artéria. Para essa conduta devemos:

1. Tentar conter a hemorragia.
2. Imobilizar o membro fraturado.
3. Providenciar a remoção imediata da vítima ao hospital.

A fratura exposta apresenta também risco de infecção, pois o osso teve contato com o meio externo, bem como aderências com outros agentes patogênicos (Figura 9.2).

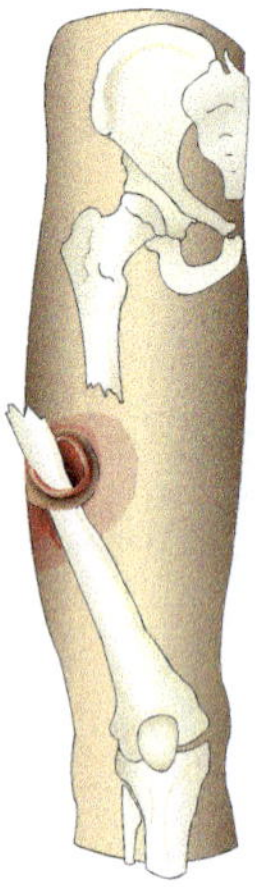

Songtum Prakobtieng/Shutterstock.com

Figura 9.2 – Fratura aberta ou exposta (o osso fraturado é o fêmur).

Fratura de crânio

É sempre preocupante esse tipo de fratura, necessitando de cuidados hospitalares imediatos.

Sintomatologia: dores; inconsciência; parada respiratória; hemorragia nasal (epistaxe); hemorragia bucal (estomatorragia); hemorragia do ouvido (otorragia).

Caracteriza-se por: lesão no crânio; perda de sangue do vestíbulo nasal ou cavidades auditivas; perda da consciência ou estado semiconsciente; náuseas e vômitos imediatos, podendo também suceder algum tempo depois; confusão mental; lipotimia (tontura, vertigens).

Conduta a ser realizada para esse acometimento:

1. Mantenha o acidentado recostado para que ele tenha o máximo de repouso possível.
2. Se houver hemorragia do couro cabeludo, faça curativo envolvendo a cabeça com uma faixa ou tecido limpo, sem comprimi-la.
3. Imobilize a cabeça do acidentado, apoiando-a em travesseiros, almofadas etc.
4. Se houver parada respiratória, inicie respiração artificial método boca-máscara.
5. Conduza a vítima ao hospital.

Na fratura craniana deve-se observar atentamente quaisquer sintomas que a vítima relate ou sinais visíveis.

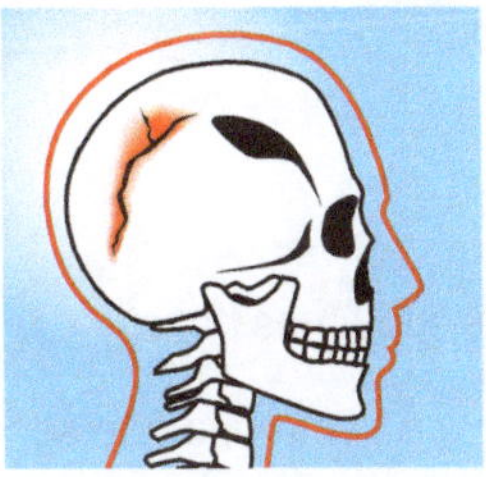

solar22/Shutterstock.com

Figura 9.3 – Fratura craniana.

Fratura de coluna vertebral

Lesões na coluna vertebral são consideradas graves, pois essa região desencadeia vários fatores comprometedores. No caso de uma suspeita, a imobilização deve ocorrer de forma rápida e profissional, preservando não somente a vida, mas a qualidade dela. Se houver problemas nessa região, o comprometimento é inevitável, e toda a atenção precisa ser redobrada. A preservação deve ser completamente eficaz, para não ocorrerem lesões mais severas.

Apresenta a seguinte sintomatologia:

- Lesão traumática na coluna vertebral.
- Algia (dores locais acentuadas).

- Deslocamento de vértebras.
- Dormência nos membros superiores (MMSS) ou inferiores (MMII).
- Paralisia de membros superiores ou inferiores (MMSS, MMII).

A fratura de coluna vertebral pode trazer sequelas graves. É preciso possuir conhecimento da técnica para tocar na vítima ou transportá-la. Na coluna vertebral, há subdivisões e cada divisão pode representar danos diferentes, todos de igual gravidade a considerar.

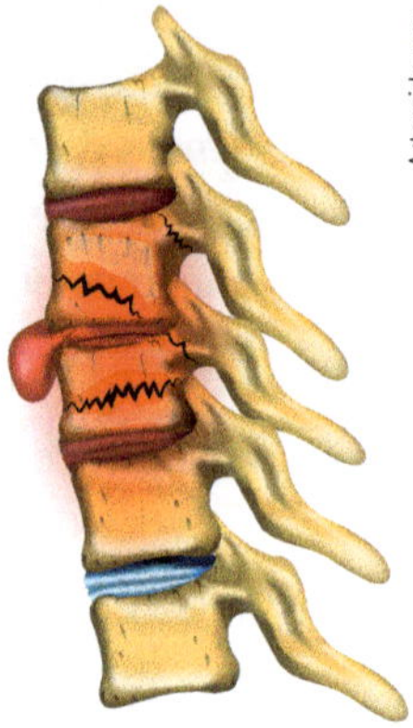
Artemida-psy

Figura 9.4 – Fratura de coluna vertebral.

Conduta

No atendimento à vítima, deve-se considerar os seguintes itens:

1. Caso haja suspeita de trauma cervical, não tocar na vítima, a não ser que o socorrista apresente conhecimentos de imobilização para trauma cervical. Um detalhe a ser observado: se a vítima já estiver em decúbito (deitada) quando o socorrista chegar ao local do acidente, a imobilização deve ser na prancha, com movimentação em bloco.
2. Observe a respiração do acidentado. Se houver parada respiratória, inicie respiração artificial pelo método de RCP atual, jamais boca a boca. Esse método foi considerado inadequado em meados de 1999.
3. Após a imobilização da vítima em bloco, o transporte deve ser feito em prancha longa rígida.
4. Para a execução dessa técnica em bloco, são necessários de quatro a cinco socorristas, movimentando-se em tempo uniforme, sem nenhum movimento por parte da vítima, mesmo que ela esteja agitada devido a uma concentração excessiva de monóxido de carbono dentro do cérebro, causando perturbação mental, agitação ou agressividade involuntária.

5. Nunca vire o acidentado de lado, procurando melhorar sua posição.

6. Durante o transporte para o hospital, evite paradas bruscas com o veículo ou movimentos súbitos e fortes.

7. Evite comentários desnecessários e desagradáveis, pois a vítima, mesmo em coma profundo, ouve o que se diz por perto. O órgão auditivo permanece em funcionamento mesmo em condições de morte aparente.

IMPORTANTE!

Caso a vítima esteja em decúbito ventral (barriga para baixo) e em parada cardiorrespiratória, proceder à movimentação em bloco para virar a vítima e realizar a reanimação cardiopulmonar imediata (RCP). Lembre-se de que há apenas quatro minutos para salvar uma vida.

Acervo pessoal da autora.

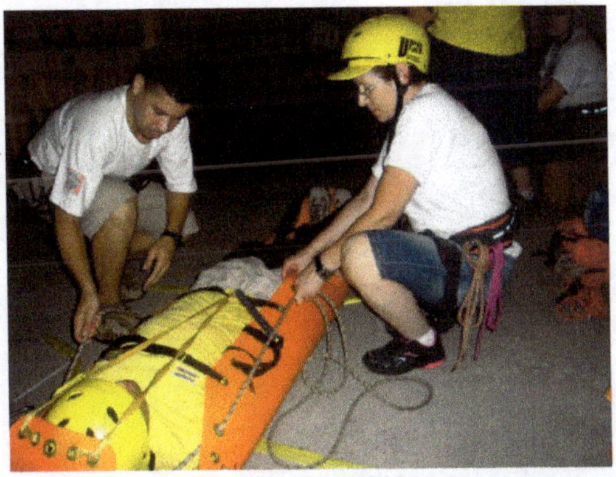

Figura 9.5 – Prancha envelope com *sked* para transporte em altura.

Fratura de pelve

A pelve também é denominada região pélvica ou cintura pélvica, comumente chamada de quadril.

Conduta

Proceda similarmente à conduta anterior com o cuidado de amarrar os membros inferiores (pernas) de forma unida, para que no transporte não haja movimento que piore a lesão.

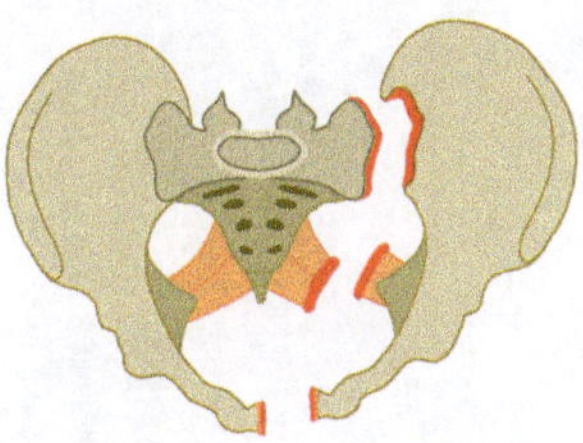

Blamb/Shutterstock.com

Figura 9.6 – Fratura de pelve.

Fratura de clavícula

Considera-se traumatismo da parte superior do tórax, direcionando para as laterais. Apresenta algia intensa no local da fratura e o acidentado, o membro superior atingido, deve ficar totalmente imobilizado, sem nenhum tipo de movimento.

Conduta

1. Coloque sob o membro superior acometido um tecido dobrado várias vezes, como se fosse uma almofada.

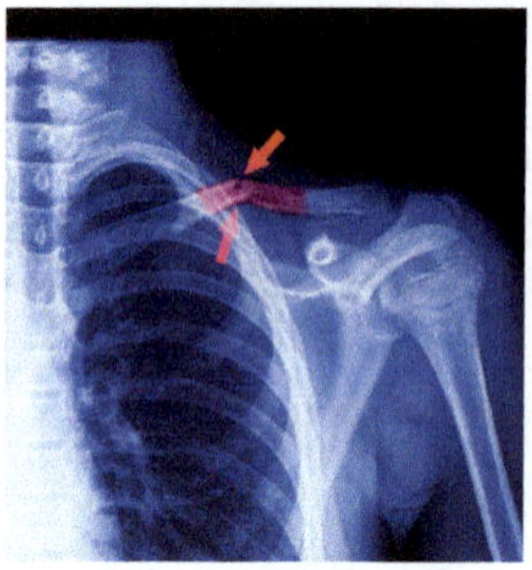

wonderisland/Shutterstock.com

Figura 9.7 – Fratura de clavícula.

2. Amarre o membro no centro do tórax, do lado ferido, com tiras de tecido.

3. Espalme a mão do braço imobilizado contra o tórax, do lado sem ferimento, apoiando o antebraço em uma tipoia (pano triangular ou tiras de pano).

4. Conduza a vítima ao atendimento hospitalar.

Ilustramos a fratura de clavícula para uma visualização mais clara (Figura 9.7).

Fratura de úmero

Rompimento do osso do braço, extensão que vai do ombro ao cotovelo.

Conduta

Proceda como no caso anterior, procurando apoiar a face externa do membro em uma tala feita de papelão, revista ou outro material que sustente de forma rígida o membro.

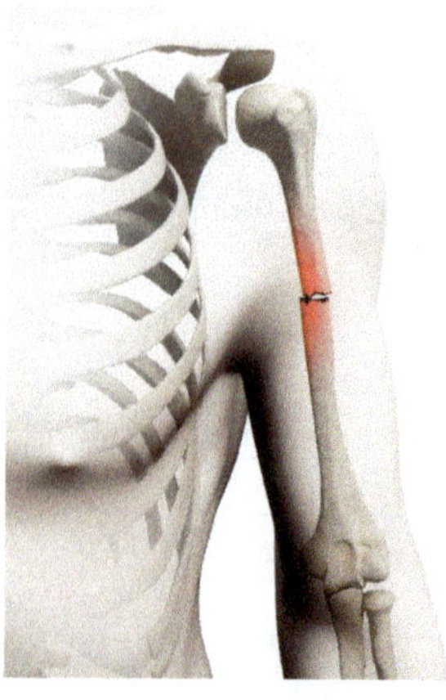

Sebastian Kaulitzki/Shutterstock.com

Figura 9.8 – Fratura de úmero.

Fratura de antebraço

O antebraço possui dois ossos, o rádio e a ulna. Nesse caso, houve rompimento de um dos dois ou ambos ao mesmo tempo.

Conduta

Imobilize o membro superior com uma tipoia e conduza a vítima ao atendimento hospitalar. Não tente colocar o osso no lugar, pois esse procedimento deve ser feito apenas pelo médico ortopedista.

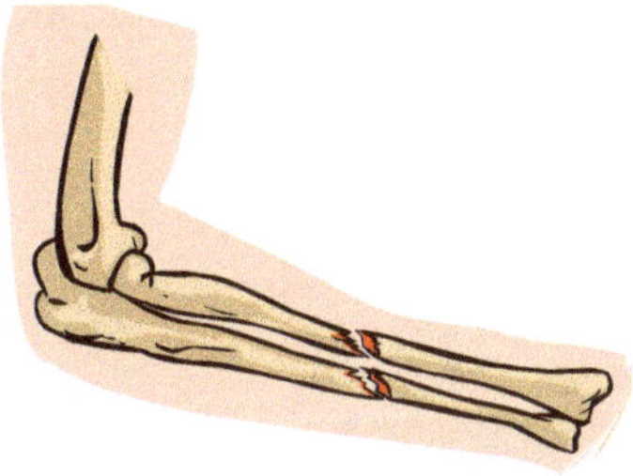

corbac40/Shutterstock.com

Figura 9.9 – Fratura de antebraço (ossos fraturados do exemplo: rádio e ulna).

Fraturas especiais

Há casos que exigem cuidados especiais, como as fraturas de crânio, coluna, costelas, pelve e fêmur. É muito importante que o socorrista saiba identificar os sintomas e sinais prováveis de cada uma dessas fraturas.

Fratura de coluna

Dores, formigamento e incapacidade de movimento dos membros (membros superiores[20] e inferiores[21]).

Fratura de costelas

Respiração difícil, dor a cada movimento respiratório.

Fratura de pelve e fêmur

Dor no local, dificuldade de movimentar-se e de andar.

Ao suspeitar de uma dessas fraturas:

- Mantenha a vítima imóvel e agasalhada.
- Não mexa nem permita que alguém mexa na posição da vítima até a chegada de pessoal habilitado.
- Caso não seja possível contar com pessoal habilitado, transporte a vítima em prancha rígida. Observe os sinais vitais. Se necessário, execute a RCP. No caso de fratura no crânio, os procedimentos devem ser os mesmos, mas com o cuidado de não movimentar a cabeça da vítima de jeito algum.

20. Braços.
21. Pernas.

Providencie transporte adequado e atendimento assim que terminar a imobilização. Lembre-se de que a vítima sempre deve ser transportada em decúbito dorsal. Durante o transporte, peça ao motorista para evitar freadas bruscas ou buracos, que podem agravar o estado da vítima.

Tipos de lesões

Luxações

Na luxação da articulação há risco de grandes traumatismos de membros. Os ossos saem do lugar e, em alguns casos, os articulados até invertem seu movimento habitual de flexão. O socorro ao acidentado nessa situação é feito com a imobilização do membro atingido. Se forem os membros superiores, use tipoia para apoio do braço, para aguardar o atendimento especializado. As grandes luxações dos membros inferiores são mais graves e exigem sempre assistência hospitalar imediata.

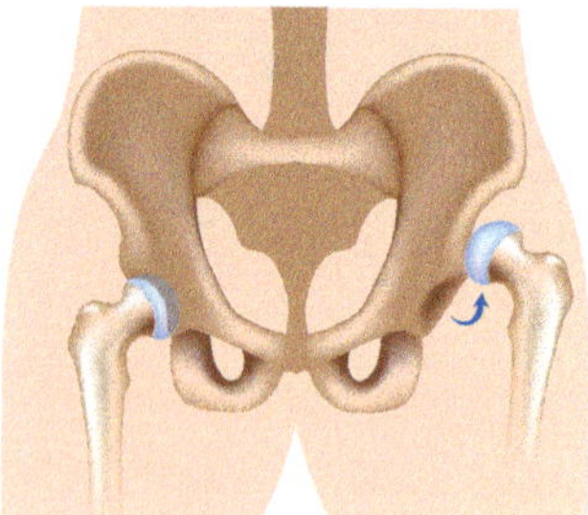

Alila Medical Media/Shutterstock.com

Figura 9.10 – Luxação do osso fêmur na fossa do acetábulo.

IMPORTANTE!

Não aplique substância quente na área atingida, pois o calor aumenta o edema (inchaço), provoca algia (dor) e acentua a destruição de tecidos mais profundos.

Contusões

As **entorses** ou **torções** são lesões mais leves que as luxações. São consideradas o estágio inicial das luxações e podem provocar deslocamentos dos tecidos ósseos nas articulações pelo rompimento dos ligamentos. Procede-se ao atendimento de primeiros socorros, como no caso das luxações. São ferimentos superficiais mais comuns observados em situação de trabalho e os menos graves. A contusão, também denominada "pancada", só é perigosa nos grandes traumatismos, pois há risco de lesões internas com rompimento de órgãos e hemorragia interna. As contusões superficiais dos membros caracterizam-se pelo edema (inchação) na parte atingida e o hematoma causado por hemorragia subcutânea.

Conduta

1. Se a contusão for em membros, faz-se imobilização para que haja repouso da área atingida.
2. No momento em que acontecer o acidente, aplicar sacos de gelo na região ou compressas frias para fazer regredir a algia e o edema.
3. Conduzir a vítima ao atendimento especializado, principalmente se a contusão for extensa e se localizar nas regiões abdominal, torácica ou cefálica.

Entorse

Os ossos do esqueleto humano estão unidos aos outros pelos músculos, mas as superfícies de contato são mantidas umas de encontro às outras por meio dos ligamentos. A vítima de entorse sente dor intensa na articulação afetada. Acompanhando a dor, surge o edema (inchaço). Quando os vasos sanguíneos são rompidos, a pele da região pode ficar, de imediato, com manchas arroxeadas. Quando a mancha escura surge 24 ou 48 horas após o acidente, pode ter havido fratura. As entorses mais comuns são as do punho, do joelho e do pé.

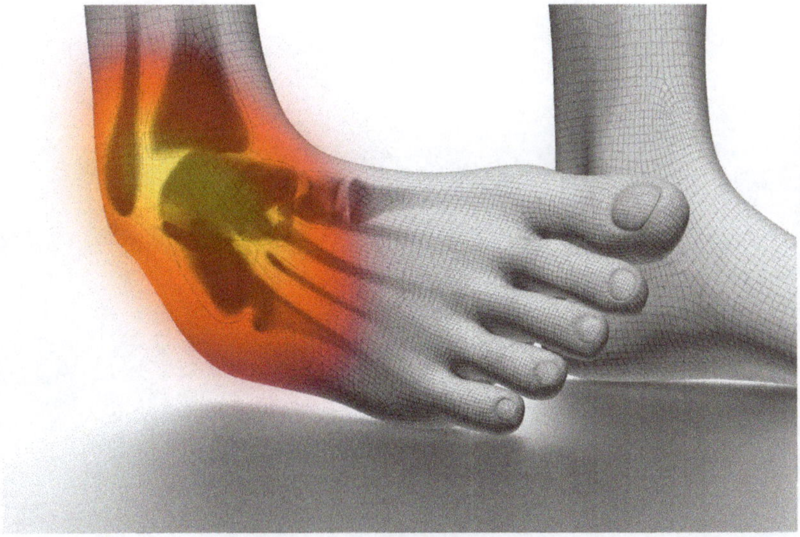

CLIPAREA/Custom Media/Shutterstock.com

Figura 9.11 – Entorse do tornozelo.

O socorrista de uma vítima com entorse deve imobilizar a articulação afetada, como no caso de uma fratura fechada, e pode colocar gelo ou compressas frias no local antes da imobilização. Podemos também imobilizar a articulação através de enfaixamento, usando ataduras ou lenços. Não se deve permitir que a vítima use a articulação machucada. Após o primeiro dia, é aconselhável fazer compressas quentes e mergulhar a parte afetada em água quente, na temperatura que a vítima suportar.

Com aplicações de calor várias vezes por dia e mantendo a articulação atingida imóvel, normalmente a recuperação acontece em uma semana. Isso se não houver outras complicações, como derrame interno, ruptura dos ligamentos ou mesmo fratura.

EXERCÍCIOS

1. Pode-se afirmar que fratura é:

   a) O rompimento do osso.

   b) Quando os ligamentos se rompem.

   c) Quando há fratura de fêmur.

2. A região pélvica também recebe outras denominações, como:

   a) Bacia e púbis.

   b) Região pubiana e bacia.

   c) Pelve e cintura pélvica.

3. Luxação é quando:

   a) O osso é quebrado.

   b) O osso está com infecção.

   c) O osso se desloca da bolsa.

4. Uma vítima relata sintomas de dor intensa na região do tornozelo e a impossibilidade de locomoção. Você nota sinais de edema, logo conclui que:

   a) É característico de entorse e precisa ser imobilizado.

   b) Com certeza é uma fratura e precisa ser colocado o osso no lugar.

   c) Apresenta sinais de rompimento de tendão e precisa ser reconstituído imediatamente.

5. Em um acidente automobilístico, o socorrista deve atentar para alguns cuidados com a vítima, como:

   a) Chegar próximo à vítima e observar se ela se lembra do que aconteceu.

   b) Chegar até a vítima, apresentar-se, verificar SSVV e se há suspeita de trauma cervical, já que encontrou a vítima em decúbito, e a movimentação ou quaisquer outros procedimentos devem ser de acordo com a técnica de trauma.

   c) Ficar no local sem mexer na vítima e aguardar o socorro especializado, pois não tem preparo para condutas.

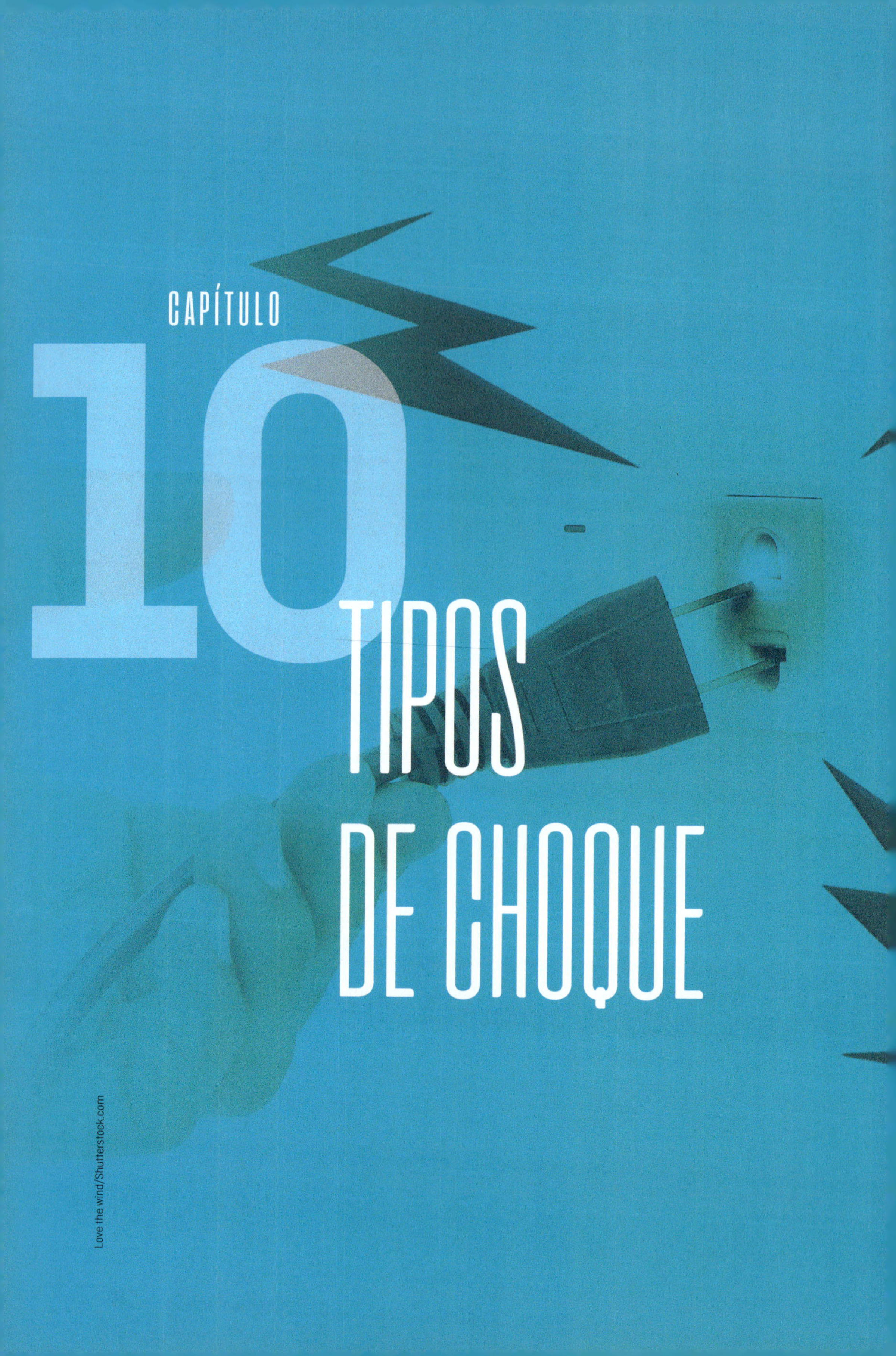

CAPÍTULO

10 TIPOS DE CHOQUE

Love the wind/Shutterstock.com

Qualquer pessoa pode entrar em estado de choque. Este se caracteriza por grave estado metabólico desencadeado fundamentalmente por sofrimento celular de forma súbita, intensa, persistente e generalizada.

Existem diversas causas para esse quadro clínico, dentre elas: traumatismo externo ou interno, perfuração súbita de órgãos, emoção forte, amputações, ferimentos por arma branca ou de fogo, temperaturas extremas, grandes hemorragias, queimaduras, intervenções cirúrgicas etc.

Há muitos tipos de choque: anafilático, cardiogênico, elétrico, hipoglicêmico, hipovolêmico, insulínico, neurogênico, séptico, térmico, entre outros.

A vítima deve ter atendimento de um profissional de saúde. Até isso acontecer é preciso combater as causas que levaram ao choque, tomando as seguintes precauções:

1. Conservar a vítima em decúbito dorsal.
2. Afrouxar-lhe a roupa, gravata, cinto ou algo que esteja apertado, a fim de possibilitar uma respiração natural.
3. Se houver hemorragia abundante, proteja-se com luvas para eximir contaminações futuras e procure conter o sangramento comprimindo o local com um tecido limpo o seco.
4. Retire da vítima a prótese odontológica móvel (caso esteja saindo), goma de mascar, alimentos ou quaisquer objetos existentes na cavidade bucal para evitar que obstruam a traqueia, para evitar uma insuficiência respiratória.
5. Mantenha a respiração da vítima liberando as vias aéreas superiores, caso ela não apresente danos traumáticos de coluna cervical.
6. Se a vítima vomitar, vire a cabeça dela para o lado tanto direito quanto esquerdo, a fim de não broncoaspirar (penetração de líquido na cavidade da traqueia).
7. Agasalhe a vítima com cobertor ou algo que impeça a perda de calor, auxiliando a homeostase.

Le Panda/Shutterstock.com

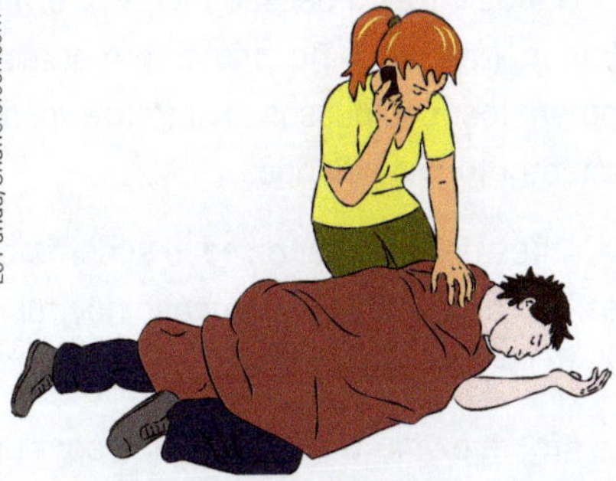

Figura 10.1 – É importante manter a vítima agasalhada até a chegada de socorro.

Elétrico

A corrente elétrica atinge o corpo de modo a transformar conforme a quantidade de amperes, acometendo desde um simples mal súbito a uma sequela irreparável.

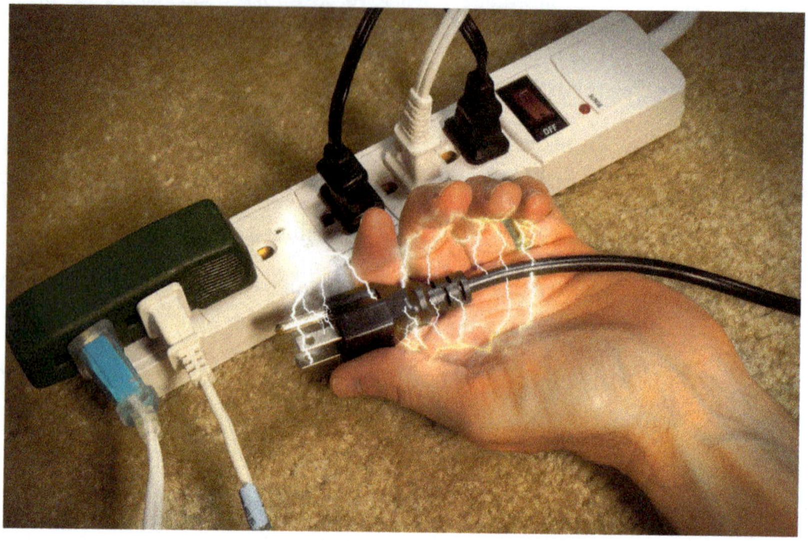

Mike Focus/Shutterstock.com

Figura 10.2 – Choque elétrico.

Os choques elétricos podem acontecer com frequência, vivemos cercados por máquinas, aparelhos e equipamentos elétricos. Em casos de alta tensão, os choques podem ser fortes e causar queimaduras sérias ou até mesmo a morte. Os choques em correntes elétricas residenciais, apesar de apresentarem riscos menores, devem merecer atenção e cuidado. Em qualquer acidente com corrente elétrica, o tempo gasto para prestar socorro é fundamental. Qualquer demora pode ocasionar sérios problemas.

Muitas vezes a pessoa que leva um choque elétrico fica presa à corrente elétrica. Não toque na vítima sem antes desligar a corrente elétrica. Se o socorrista tocar na pessoa, a corrente vai atingi-lo também. Por isso, é necessário tomar todo o cuidado.

Antes de qualquer coisa, o socorrista deve desligar o disjuntor do local ou desligar a tomada. Se por acaso não for possível tomar nenhuma dessas providências, há alternativas:

1. Afaste a vítima do fio elétrico com um cabo de vassoura ou uma vara de madeira, bem secos.

2. Antes, porém, verifique se os seus pés estão secos e se você não está pisando em chão molhado. Para afastar a vítima, use algum material que não conduza corrente elétrica, como madeira seca, borracha etc. Em seguida, inicie imediatamente o atendimento à vítima.

3. Coloque-a em decúbito e verifique os sinais vitais. Aja rapidamente; caso esteja sem sinais, execute a RCP.

4. Caso esteja com sinais vitais presentes, verifique se a vítima sofreu alguma queimadura. Cuide das queimaduras de acordo com o grau que elas tenham atingido.

A Figura 10.3 mostra que a exposição ao risco de choque pode estar em qualquer lugar.

Iakov Filimonov/Shutterstock.com

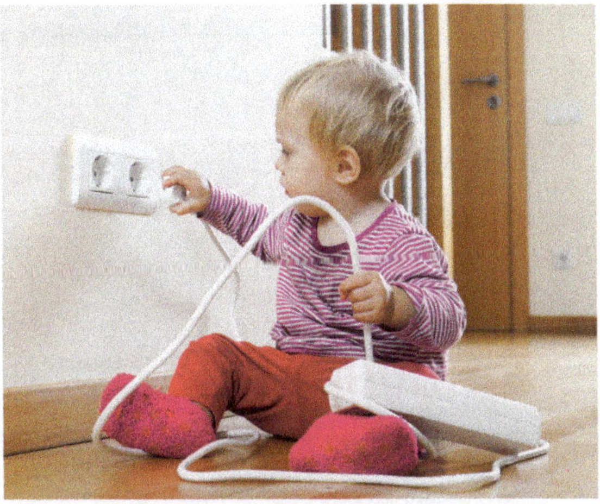

Figura 10.3 – Perigo de choque elétrico.

As correntes de alta tensão passam pelos cabos elétricos que vemos nas ruas e avenidas. Quando ocorre um choque em fios de alta tensão, na rua, só a central elétrica pode desligá-los. Nestes casos, procure um telefone e chame a central elétrica, os bombeiros ou a polícia. Indique o local exato em que ocorreu o acidente. Costuma haver aviso alertando para o risco de choque, conforme a Figura 10.4.

NEGOVURA/Shutterstock.com

Figura 10.4 – Indicação de risco de choque elétrico.

Enquanto a corrente não for desligada, mantenha-se afastado da vítima, a uma distância mínima de quatro metros. Não deixe que ninguém se aproxime ou tente ajudar. Somente após a corrente de alta tensão ter sido desligada você deve socorrer a vítima.

Anafilático

Ocorre quando o sistema recebe informação para produzir e liberar toxinas, mediante substância que se liga ao sistema nervoso central.

Substâncias tóxicas dentro do sistema podem ocasionar diversas sintomatologias, de acordo com a quantidade e qualidade do produto, entre elas a asfixia, devido ao bloqueio da glote, provocando um edema. Em outras situações mais simples pode ocorrer um quadro alérgico epidérmico, como urticária, vermelhidão na pele.

Alguns exemplos de substâncias que podem levar ao choque anafilático:

- Picadas de insetos ou animais peçonhentos.
- Medicamentos.
- Alimentos.
- Produtos químicos.

Emocional

O choque emocional acontece em circunstâncias variadas para cada pessoa, atingindo de forma severa ou não o sistema nervoso central. Em casos em que o quadro clínico requeira mais atenção, é necessária a complementação com exames para marcadores mais precisos, em face de danos psicológicos e cuidados no tratamento para que a vítima se sinta acolhida e confortável em continuar com os cuidados dos profissionais.

O mecanismo de defesa iniciou sua atuação desde o momento em que essa vítima foi acometida pelo abalo emocional. Em muitos dos casos, a pessoa não se recordará de detalhes ou do próprio acontecimento, porque o sistema nervoso central já se encarregou de protegê-la e dar a sequência natural do curso da vida.

Existem situações em que a vítima necessita de acompanhamento mais profundo terapêutico para externar sensações dolorosas das quais não consegue se libertar sozinha.

Hipovolêmico

Hipovolêmico significa: hipo = baixo; volêmico = volume, baixo volume de líquido corpóreo, podendo ser caracterizado por uma simples desidratação, diarreia, vômito ou hemorragia intensa.

Nesses casos clínicos de choque hipovolêmico, a homeostase envia mensagens para o organismo, alertando que há falta de líquido e que se necessita de reposição hídrica imediata, mas não é indicação terapêutica de infundir água ou outra substância via oral, devido à leitura da cavidade bucal. O sistema orgânico está trabalhando em prol do equilíbrio, e dar água para a vítima pode parar a homeostase e causar seu óbito.

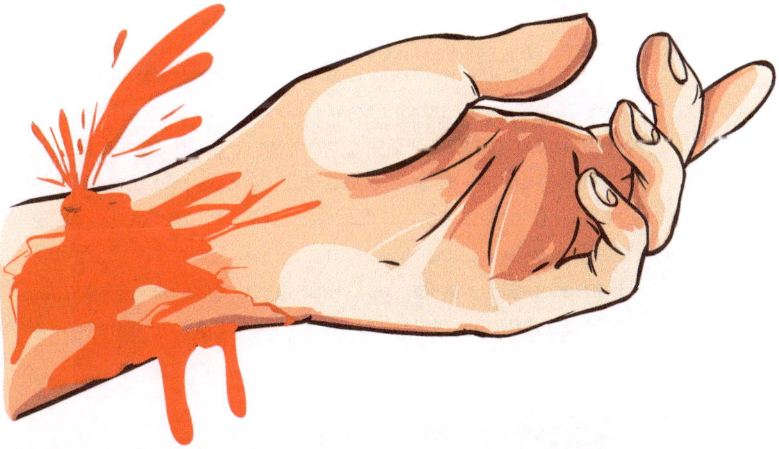

corbac40/Shutterstock.com

Figura 10.5 – Hemorragia de artéria – choque hipovolêmico.

Insulínico

Ocorre com a descompensação da insulina produzida no pâncreas, quando esse órgão não conseguiu produzir esse hormônio que regula a quantidade de glicose (açúcar) na corrente sanguínea.

A pessoa insulínico-dependente possui alta concentração de glicose em sua corrente sanguínea e, quando isso chega a níveis críticos, ela necessita urgentemente da insulina, senão o quadro pode evoluir para o coma.

Hipoglicêmico

Opostamente ao choque insulínico, a pessoa que possui hipoglicemia diabética necessita de ingestão de açúcar, pois o quadro é crítico quando chega a níveis muito baixos: o valor de referência (ideal) é de 70 a 110 mg/dl (miligramas por decilitro) de glicose no sangue.

O cérebro necessita de glicose e oxigênio, dois componentes químicos para fazer as sinapses. Na ausência do açúcar, o sistema nervoso central entra em pane, deixa de executar as ligações e pode ocorrer a falência de neurônios. A sequela neuronal é irreversível. Esse tipo de choque, pela sua severidade, é muito nocivo se não for dada a devida atenção.

Neurogênico

No choque neurogênico há cessação abrupta dos impulsos simpáticos com origem no Sistema Nervoso Central (SNC). Ocorre a perda do tônus vascular e quando prolongado leva à lesão da medula espinhal ou uma leve síncope, com a interferência das células neuronais. Estas são extremamente significativas para o comando central de todo o organismo. Exemplos de causas desse choque: queda grave, traumatismo craniano, anestesia espinal. Nesse quadro clínico, observar se as pupilas estão anisocóricas (diferentes uma da outra), o que pode ser indício de problemas neurológico.

Séptico

No choque séptico ou sepse e septicemia, há proliferação de agentes patogênicos que formam um impedimento normal do sistema. Isso engana o sistema nervoso central e provoca a baixa imunidade. Podemos denominá-lo também de infecção generalizada, conhecida como infecção hospitalar.

Térmico

Advém da corrente elétrica que invade o corpo de forma instantânea e sai por outra parte, interfere no sistema nervoso central e as sequelas podem ser desastrosas mediante a quantidade de amperes.

EXERCÍCIOS

1. Quando uma vítima é acometida por um choque anafilático, ela pode apresentar:
   a) Edema de glote, que é a parada respiratória.
   b) Prurido, que são coceiras e confusão mental.
   c) Sequelas neurológicas e síncope.

2. O choque séptico é um quadro de:
   a) Infecção generalizada.
   b) Septicemia que resulta em sequelas de ptose palpebral.
   c) Liberação de células neuronais.

3. Se uma vítima está em choque neurogênico, suas pupilas estão de que forma? E qual é o nome que se dá às pupilas?
   a) As pupilas estão diferentes, o nome correto é isocóricas.
   b) As pupilas estão diferentes, o nome correto é anisocóricas.
   c) As pupilas estão iguais e dilatadas, o nome correto é midríacas

4. Na septicemia ocorre a produção de um líquido excessivo, pois as bactérias estão num processo de infecção. Qual o nome desse líquido?
   a) Sepse.
   b) Líquido sinovial.
   c) Exsudato.

5. O choque emocional é o mais simples do contexto, portanto não devemos nos ater quanto à gravidade, pois ela não existe. Diante deste anunciado, você:
   a) Não concorda, pois todos são graves e exigem atenção.
   b) Concorda, pois não ocorre nenhuma complicação posterior.
   c) Concorda, mas é preciso bater na região facial da vítima para que ela volte à realidade.

CAPÍTULO

11 PARADA CARDIORRESPIRATÓRIA [PCR]

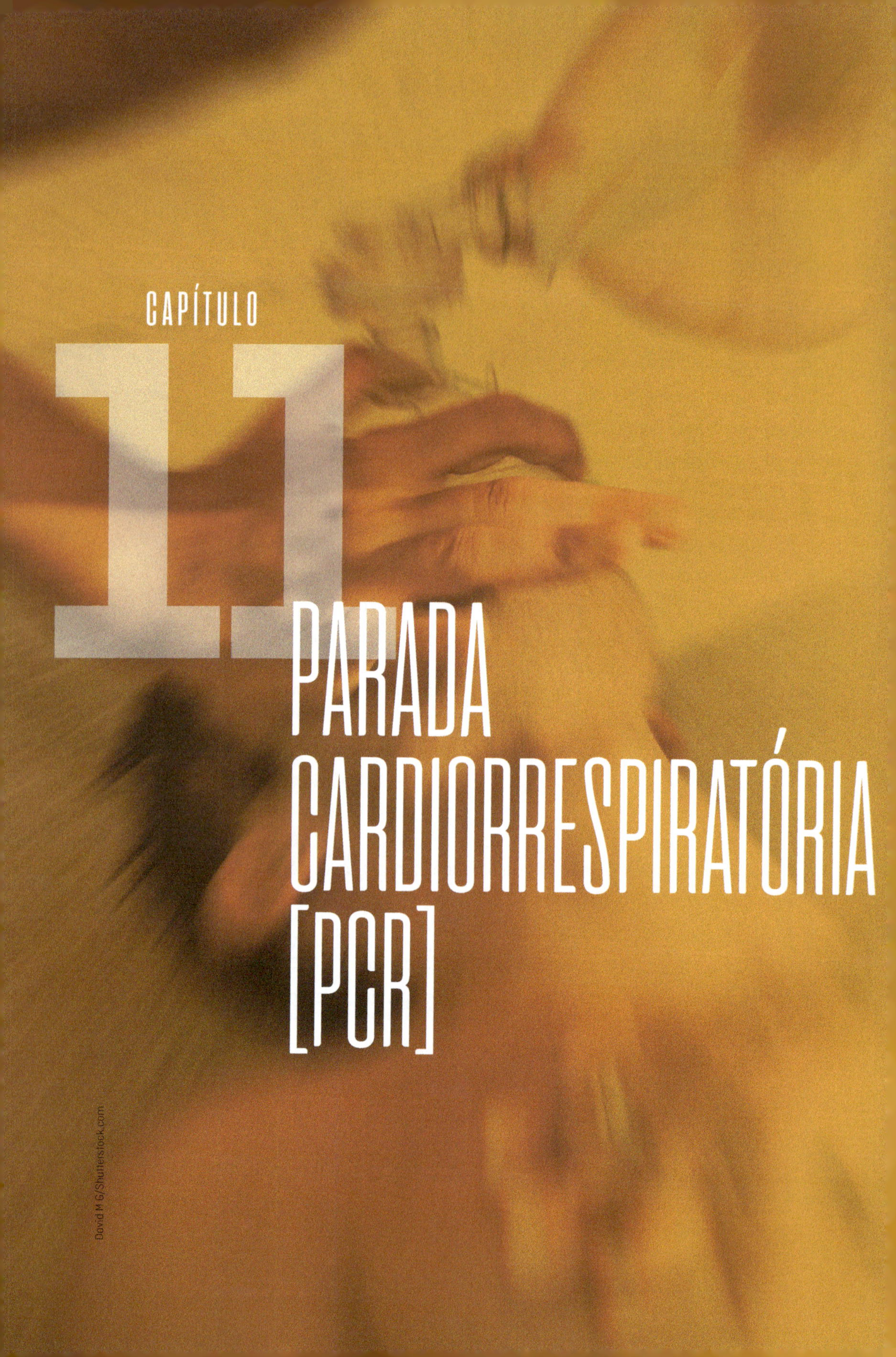

David M G/Shutterstock.com

Vejamos os passos a seguir para um efetivo atendimento imediato com RCP.

Reanimação Cardiopulmonar (RCP)

1. Observe se a vítima está deitada (em decúbito dorsal) de abdome para cima.
2. Posicione-se ao lado da vítima (de qualquer lado).
3. A vítima deve estar em uma superfície plana.
4. Verificar SSVV (sinais vitais) – pulso e respiração.
5. Caso os SSVV estejam ausentes, liberar as VAS (vias aéreas superiores), colocando os dedos, indicador e médio, na região do mento (mandíbula) e os dedos, indicador e médio, na região frontal (testa) e elevá-la para trás.
6. Aplicar duas ventilações de resgate, somente com máscara de reanimação (máscara *pocket* com válvula unidirecional e filtro ou máscara descartável com válvula antirrefluxo). Colocar a máscara na vítima, comprimir as narinas com o polegar e indicador e assoprar duas vezes seguidas e desapertar as narinas depois. A ventilação ou insuflação oferece aproximadamente 18% de O_2 (oxigênio) e 4% de CO_2 (dióxido de carbono), suficiente para suprir as necessidades de uma pessoa. Observe a elevação do tórax à medida que você aplica a ventilação. Esta conduta é apenas para profissionais.
7. Estique os MMSS (membros superiores) e posicione seus ombros na direção das mãos sobre o tórax da vítima.
8. As mãos devem estar uma sobreposta à outra e na região do mediastino (meio) do tórax.
9. As mãos devem estar dispostas somente na região hipotenar (localizada na direção do polegar).
10. Abaixo da garganta começa o esterno e que termina nas proximidades do estômago (aproximadamente 22 cm). As compressões devem ocorrer no meio da raiz da mama.
11. As compressões devem ser rápidas e fortes. Pressionando para baixo, tendo em vista que será de 4 a 5 centímetros de pressão, deve-se ir com cautela no início e observar a caixa torácica da vítima.

12. Ao final de cada compressão, assegure-se de que houve retorno, que é a expansibilidade torácica. O retorno completo do tórax permite que mais sangue entre no coração.
13. As compressões devem ser com uma frequência de 100 por minuto.
14. Não movimente a vítima na manobra de RCP, a menos que esteja em um ambiente de risco iminente.
15. Execute cinco ciclos e verifique os SSVV. Não havendo respostas, dê continuidade até a chegada de um profissional de igual ou melhor conhecimento que o seu, um médico para atestar o óbito ou no caso de ocorrer sua exaustão máxima.

IMPORTANTE!

Se não possuir máscara de RCP (de barreira), execute apenas as manobras de compressões torácicas, conforme protocolo universal de salvamento.

O ABCDE da RCP

Reconhecer a importância do ABCDE para uma conduta correta diante de uma situação de emergência em parada cardiorrespiratória:

- **A**: verificar vias aéreas superiores (VAS) com proteção da coluna cervical.
- **B**: observar a expansibilidade torácica (ventilação).
- **C**: circulação e controle de hemorragia.
- **D**: incapacidade, estado neurológico, observar se a vítima responde positivamente, procurando no exame físico e perguntas, caso a vítima esteja consciente, porém nunca indague por respostas em forma de números.
- **E**: exposição e prevenção da hipotermia, evitando o choque e cobrindo-a para uma recuperação mais rápida. A sintomatologia é acometida geralmente por um quadro de alguns sinais clínicos, como:
  - Visão turva e embaçada.
  - Hipotensão arterial.
  - Respiração curta, rápida ou irregular.
  - Pulso fraco e rápido.

- Sudorese (suor) nas mãos e região frontal (testa).
- Palidez cutânea e expressão de ansiedade.
- Pele fria e pegajosa.
- Calafrios (tremores involuntários).
- Náuseas e vômitos.
- Inconsciência, na fase mais avançada desse estado.

A – Abertura das vias aéreas

Na primeira abordagem, pesquise a via aérea da vítima, sem movimentar a cabeça, e verifique os seguintes sinais:

1. Elevação da mandíbula com os dedos em gancho.
2. Se a boca abre naturalmente.
3. Se existe sangue ou outros fluidos.
4. Se existem dentes partidos.
5. Se há próteses dentárias soltas.

B – Boa ventilação – respiração

Na primeira abordagem, pesquise:

1. Se a vítima ventila.
2. Se a ventilação é eficaz.
3. Se os movimentos torácicos são simétricos.
4. Se existem lesões abertas do tórax.

C – Circulação

1. Observe se a vítima possui circulação sanguínea, se há pulsação.

D – Desfibrilador

Usa-se o desfibrilador externo automático (AED) – cardioversor elétrico.

A unidade de medida é em joules:

- 1° choque = 90 joules
- 2° choque = 130 joules
- 3° choque = 150 joules (equivalente a 15 000 volts)

E – Exposição

Prevenção da hipotermia. Cubra a vítima para evitar o choque e para uma recuperação mais rápida. A sintomatologia geralmente apresenta alguns sinais clínicos, como:

1. Visão turva e embaçada.
2. Hipotensão arterial.
3. Respiração curta, rápida ou irregular.
4. Pulso fraco e rápido.
5. Sudorese (suor) nas mãos e região frontal.
6. Palidez cutânea e expressão de ansiedade.
7. Pele fria e pegajosa.
8. Calafrios (tremores involuntários).
9. Náuseas e vômitos.
10. Inconsciência, na fase mais avançada desse estado.

Avaliação secundária

- **Pupilas**: verifique o tipo de pupilas que a vítima apresenta.
- **Pressão arterial**: já é notório que a vítima está com sinais vitais. Verifique a pressão arterial e pulsação para controle sistêmico.
- **Temperatura**: verifique a reação térmica, hipotérmica ou hipertérmica para controle hemodinâmico.
- **Cor e aspecto da cútis**: detecte se a região cutânea está eritematosa, cianótica, sudoreica ou com outras alterações que se fizerem presentes.

Parada respiratória (PR) é a interrupção brusca da função pulmonar e parada cardiorrespiratória (PCR) é a suspensão imediata das funções pulmonar e cardíaca concomitantemente.

A manobra de RCP é de 30:2, sendo 30 compressões e duas ventilações ou insuflações, mas inicialmente com as ventilações de resgate que são duas e não entram na contagem.

Este procedimento de 30:2 é apenas para profissionais que possuem a máscara barreira. Vale ressaltar que, na ausência da máscara, o procedimento deve ser: 100 compressões torácicas, aproximadamente por 1 minuto; após as compressões, os sinais vitais devem ser checados (pulso e respiração); se ainda estiverem ausentes, continue consecutivamente.

No primeiro momento, o socorrista deve partir do princípio de que toda vítima ouve, mesmo em situações delicadas de coma profundo. Então, partindo desse pressuposto, os comentários devem ser agradáveis e transmitir segurança.

IMPORTANTE!

O termo massagem cardíaca está totalmente errado, pois seria um procedimento de abrir a caixa torácica da vítima e massagear o coração diretamente com as mãos. O correto é compressão torácica.

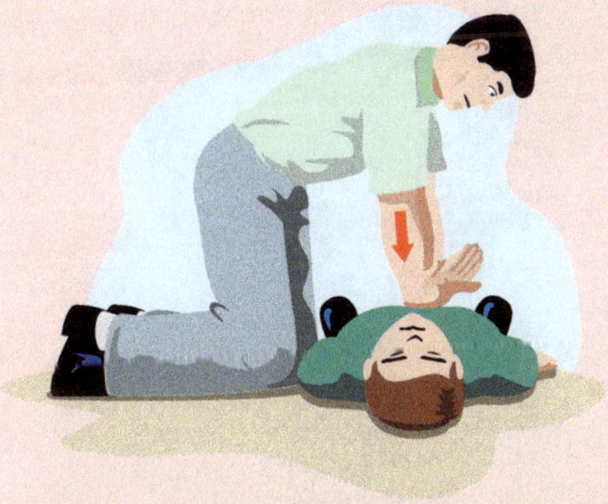
Luciano Cosmo/Shutterstock.com

Figura 11.1 – Reanimação cardiopulmonar (RCP) – compressão torácica.

Conduta

1. Coloque as duas mãos na região das clavículas e se identifique para a vítima: "Sou socorrista, posso ajudar?".
2. Na ausência de reações, verifique os sinais vitais.
3. Libere as vias aéreas superiores, sem suspeita de trauma cervical. Ilustração da liberação das VAS, vias aéreas superiores (Figura 11.2).

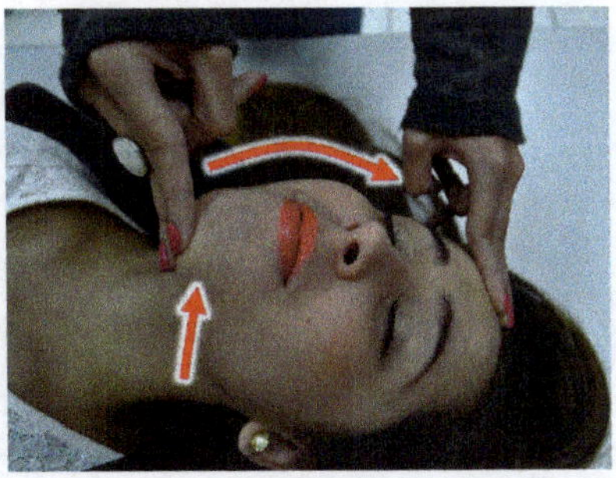
Acervo pessoal da autora.

Figura 11.2 – Liberação das vias aéreas superiores.

4. Inicie duas ventilações de resgate.
5. Não apresentando evolução, inicie a RCP com 30 compressões e duas ventilações por cinco ciclos.
6. Após os cinco ciclos, cheque novamente os sinais vitais e continue a sequência até que sua exaustão plena ou outro profissional de igual ou melhor conhecimento que o seu assuma a continuidade.
7. Um ser humano pode viver por quatro minutos sem oxigênio e glicose no cérebro com preservação íntegra, mas além desses minutos a propensão de danos cerebrais é grande.

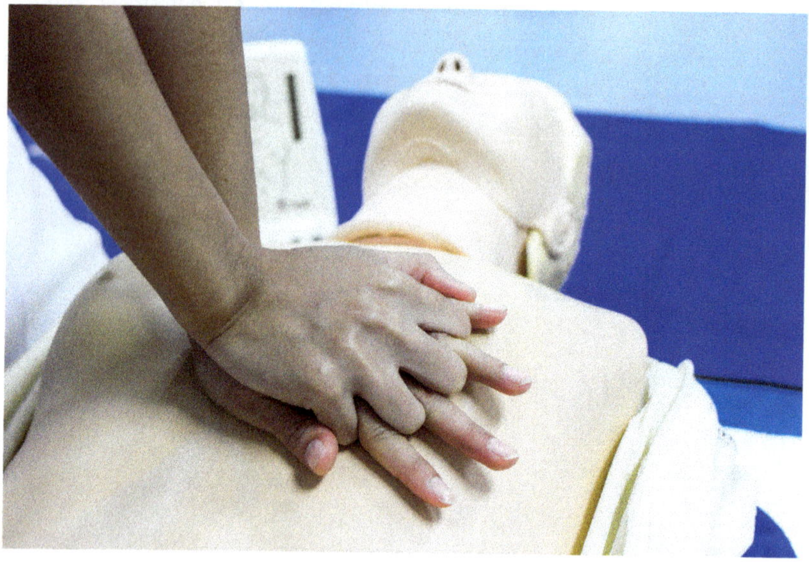

Racha Phuangpoo/Shutterstock.com

Figura 11.3 – Mãos sobrepostas para compressão torácica.

IMPORTANTE!

De acordo com o novo protocolo universal, a conduta correta consiste apenas nas compressões torácicas. Essa conduta é válida para leigos, porém para profissionais e socorristas vale o procedimento 30:2 mostrado neste livro.

As ventilações foram banidas da conduta devido às contaminações causadas pelo equívoco de algumas pessoas que, na ausência de máscara, ainda insistiam em fazer o boca a boca.

EXERCÍCIOS

1. O protocolo universal para parada cardiorrespiratória é:

   a) 30:2, 30 compressões e duas ventilações, para socorristas que possuem máscara RCP.

   b) 15:2, 15 compressões e duas ventilações, para pessoas que não possuem conhecimento de socorro.

   c) Liberação das VAS, 30 compressões com dois momentos de parada e retomar as compressões, fazendo cinco ciclos, checando SSVV e, na ausência de sinais, continuar o procedimento de forma sucessiva e intercalada.

2. Uma vítima sofreu uma queda, está em decúbito ventral, apresenta perfuração na região abdominal; visualiza-se fratura de costelas penetrantes no pulmão esquerdo e sem sinais vitais. Qual a conduta?

   a) Virar a vítima na técnica de movimentação em bloco e iniciar a RCP.

   b) Não tocar na vítima e chamar o resgate.

   c) Estancar a hemorragia e virar a vítima em decúbito dorsal.

3. O socorrista foi chamado para atender um trabalhador que teve uma queda e sofreu distensão dos ligamentos articulares, podendo ser parcial ou total, ocasionando separação momentânea das superfícies ósseas da articulação. Pode-se dizer que é:

   a) Fratura.

   b) Queimadura.

   c) Entorse.

4. Qual o motivo pelo qual não podemos colocar um osso no lugar?

   a) Pode ocorrer consolidação de forma incorreta.

   b) Podem ocorrer deslocamentos de êmbolos, trombos ou coágulos.

   c) Devido ao mal-estar que geralmente a vítima é acometida.

5. Uma vítima tem o corpo com 50% de queimadura de terceiro grau, várias fraturas expostas, parada cardiorrespiratória e choque elétrico. Qual a conduta inicial?

   a) Resfriar a queimadura.

   b) Ir embora do local rapidamente.

   c) Iniciar a manobra de RCP.

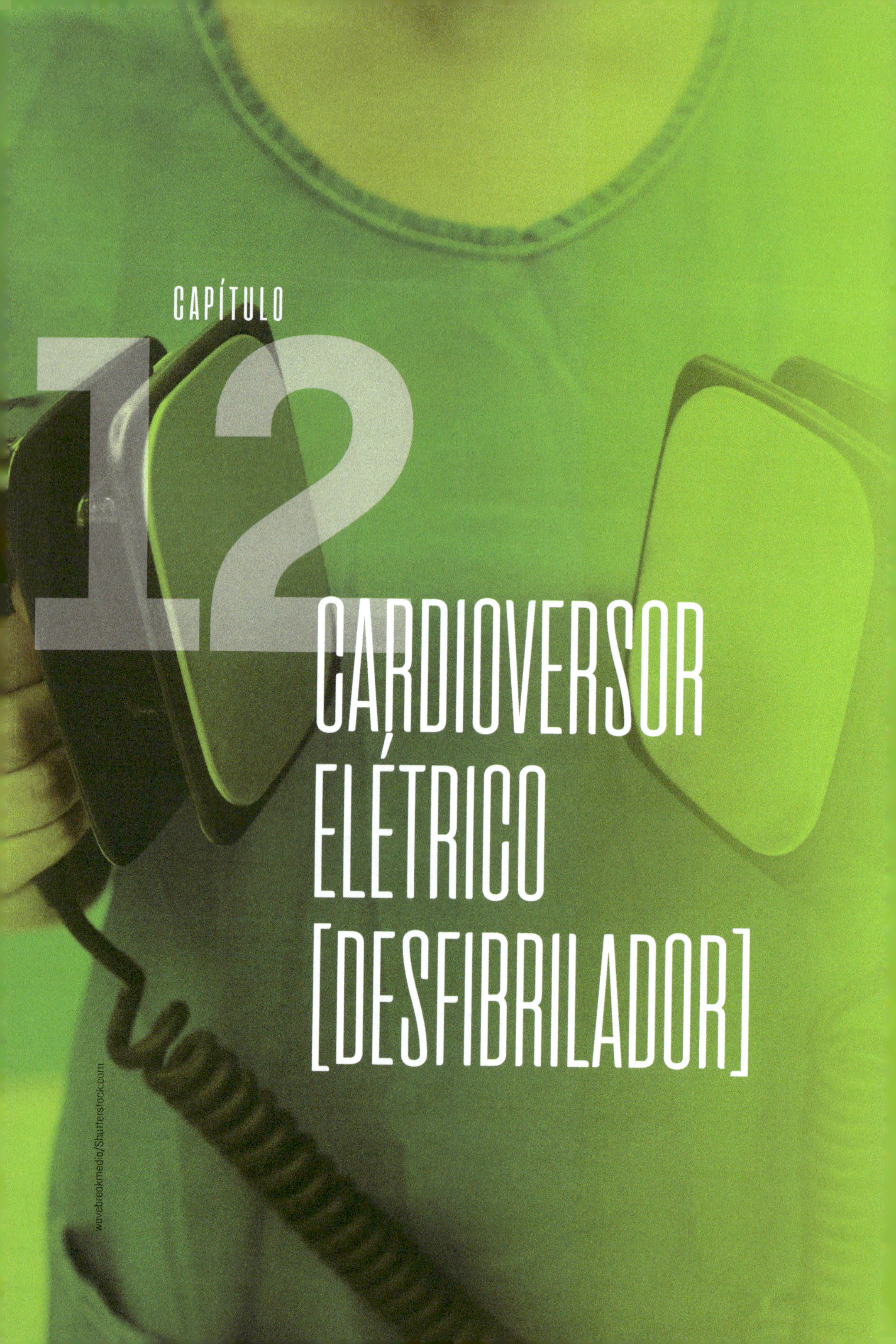

CAPÍTULO

12 CARDIOVERSOR ELÉTRICO [DESFIBRILADOR]

wavebreakmedia/Shutterstock.com

Desfibrilador externo automático (DEA)

É um dispositivo computadorizado em que são fixadas as pás adesivas a uma vítima sem pulso. Também conhecido pelo termo em inglês Automated External Defibilator (AED), em português fala-se Desfibrilador Externo Automático (DEA). Esses dispositivos somente recomendam a aplicação do choque se o ritmo cardíaco da vítima for passível de tratamento por choque. O DEA fornece mensagens sonoras e/ou visuais para guiar as ações do socorrista.

O termo "automático" na realidade significa "semiautomático", pois a maioria dos DEA disponíveis no mercado "informa" ao operador que o choque é necessário, mas o choque não é aplicado sem a ação do socorrista, que deve pressionar o botão CHOQUE. Se o DEA fosse automático, ele acionaria o choque sem informar ao socorrista ou ao operador que está no comando.

Os eletrodos adesivos (pás) conectam-se à vítima, executam uma leitura prévia e emitem dados correspondentes ao paciente.

O DEA deve ser colocado na vítima apenas quando:

1. Não responsiva.
2. Respiração ausente.
3. Ausência de pulso.

A vítima pode apresentar respiração agônica antes de ocorrer a parada cardíaca. A respiração agônica não é eficaz e pode estar seguida de roncos.

Coloque o DEA ao lado da vítima, próximo ao socorrista que irá operá-lo para permitir acesso rápido aos controles do dispositivo e facilitar o posicionamento das pás. Isso também possibilita ao segundo socorrista realizar a reanimação cardiopulmonar (RCP) do lado oposto da vítima, sem interferir na operação do DEA.

1. Avalie a vítima e procure observar uma resposta. Se não obtiver, chame o socorro.
2. Se você estiver sozinho, acione o sistema de atendimento de emergência e solicite um DEA, se estiver disponível.
3. Abra as vias aéreas da vítima e avalie a respiração (em não menos de cinco e não mais de dez segundos).
4. Se a ventilação não estiver adequada, aplique duas ventilações de resgate.
5. Avalie o pulso carotídeo da vítima (em não menos de cinco e não mais de dez segundos).

6. Se você definitivamente não sentir pulso, realize cinco ciclos de compressões e ventilações (30:2).
7. Observe o tórax da vítima. Caso haja pelos, raspe-os rapidamente e enxugue bem a pele.
8. Coloque o conector dos eletrodos.
9. A seguir, ilustração para demonstração da postura diante da reanimação cardiopulmonar. Mãos sobrepostas e membros superiores em ângulo de 90° (Figura 12.1).

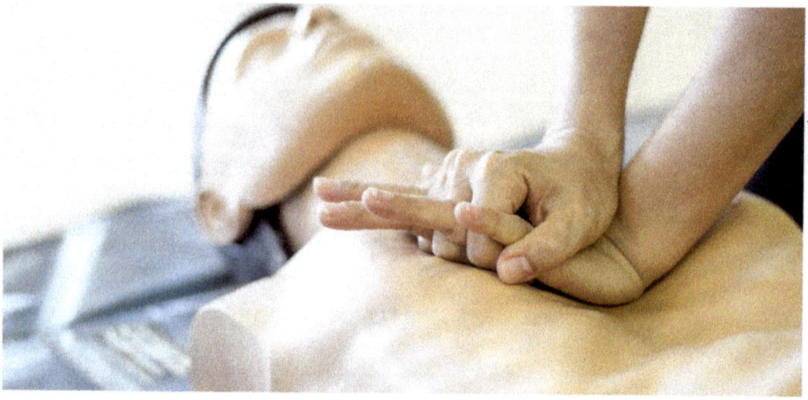

Nodty/Shutterstock.com

Figura 12.1 – Compressão cardíaca.

Conduta para avaliação secundária

A **avaliação secundária** permite o efetivo diagnóstico e tratamento de uma vítima, observando as condições fisiológicas.

Atente para respiração espontânea, controle de vias aéreas, comando de voz, sons, sangue, pressão cardioversão.

Execute manobras de RCP e faça avaliação posterior dos eventos da ventilação e compressão.

Utilização do DEA

1. Ligue o DEA. Com isso acionam-se as mensagens sonoras ou visuais para guiá-lo em todos os passos subsequentes.

- Abra o estojo do DEA ou a parte superior da caixa do DEA.
- Ligue o dispositivo (alguns ligam automaticamente quando a tampa da caixa ou do estojo é aberta).

2. Fixe as pás ao tórax da vítima (totalmente desnudo e sem pelos).

- Escolha as pás corretas (adulto ou criança) para o tamanho/idade da vítima. Use pás infantis ou sistema pediátrico para criança com menos de oito anos, caso esteja disponível. Não use pás infantis ou sistema de atenuação pediátrico para vítimas com oito anos ou mais.
- Retire a proteção traseira das pás adesivas.
- Se o tórax da vítima estiver coberto com água ou suor, seque-o rapidamente.
- Fixe as pás adesivas no tórax desnudo da vítima.
  - Coloque um eletrodo no lado superior direito do tórax desnudo, à direita do osso esterno, logo abaixo da clavícula.
  - Coloque a outra pá à esquerda do mamilo, alguns centímetros abaixo da axila esquerda.
- Fixe o DEA, conectando os cabos na caixa do desfibrilador.

3. Afaste-se da vítima e analise o ritmo.

- Sempre se afaste da vítima durante a análise. Certifique-se de que ninguém esteja tocando na vítima, inclusive a pessoa encarregada de aplicar as ventilações.
- Alguns DEAS informarão o momento de pressionar o botão para permitir que o aparelho comece a analisar o ritmo cardíaco; outros farão essa análise automaticamente. O DEA leva cerca de cinco a quinze segundos para analisar o ritmo.
- O DEA informa se o choque se faz necessário.

4. Caso o DEA informe que é recomendado aplicar um choque, ele lhe dirá para ter certeza de que está afastado da vítima.

- Afaste-se da vítima antes de aplicar o choque. Tenha certeza de que ninguém está tocando na vítima, evitando lesões sérias nos socorristas.
- Pressione o botão CHOQUE.
- O choque produz uma contração súbita dos músculos da vítima, não se assuste.

5. Assim que o DEA aplicar o choque, inicie a RCP, começando com compressões torácicas.

6. Após dois minutos de RCP, o DEA recomenda que você repita os passos 3 e 4. Operação de análise automática em três passos:

   1. Ligar.
   2. Análise.
   3. Choque.

A Figura 12.2 exibe um cardioversor elétrico.

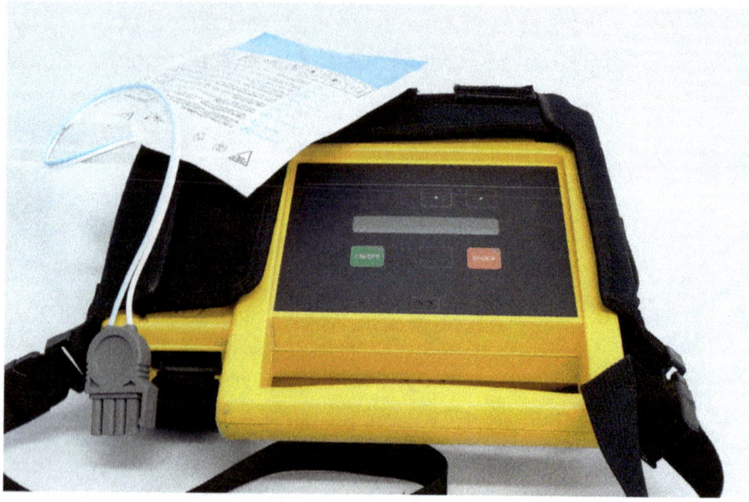

Stoyan Yotov/Shutterstock.com

Figura 12.2 – Cardioversor elétrico.

Sinalização do local

Para o desempenho das condutas de forma satisfatória, o socorrista deve solicitar a sinalização do local para que não que ocorram outros acidentes. A sinalização é feita com cones, fitas zebradas, triângulos ou outros recursos que se fizerem presentes no local do acidente.

Preservação do local

É desagradável encontrar a cena de um acidente, principalmente quando se é a primeira pessoa a chegar. Nessas horas, a tranquilidade deixa de ser uma aliada e a emoção prejudica a vítima ou outras pessoas quanto às decisões mais adequadas para o atendimento. Se as atitudes não forem corretas, isso pode ocasionar danos graves ao acidentado e principalmente para os profissionais que farão uma avaliação do acidente.

A preservação do local do acidente é fundamental para garantir o sucesso da investigação policial ou de outros peritos da área. Retirar objetos do local, procurar documentos, andar em várias direções, interferir na cena do acidente de qualquer maneira são atos comuns e impensados, mas que interferem no resultado da perícia.

Para o perito é necessário que a cena esteja intacta, porém ele sabe que as pessoas involuntariamente contribuem para obstruir a investigação. Muitos retiram a vítima do local, tentando auxiliar de alguma forma ou ainda organizando a cena do acidente antes da chegada dos profissionais. Eles recolhem os objetos deixados, achando que estão cooperando. Isso, além de deixar possíveis sequelas na vítima, dificulta o estudo para a situação de uma forma generalizada.

Relatamos alguns pontos que devem ser seguidos em casos de acidentes:

- Entrar em linha reta no local. Nunca de forma circular.
- Retornar pelo mesmo trajeto que feito ao entrar no local.
- Isolar a área, fechando alguma porta, por exemplo.
- Preserve o local, deixando entrar somente quem conhece as técnicas de salvamento para aquela situação.
- Quando outro profissional da área chegar, informe todas as condutas adotadas.
- Em caso de acidente de trânsito, evite a aglomeração de curiosos e não permita o saque (furto) de qualquer material que esteja na via ou na vítima.
- Em caso de acidentes provenientes de furtos com arrombamentos, não organize o ambiente e não troque fechaduras danificadas até a autorização da polícia.

Suspeita de trauma cervical

Quando o socorrista chegar ao local e encontrar a vítima em qualquer decúbito, a imobilização deve ser executada em prancha rígida, com o apoio de outros profissionais, para a virada em bloco e sequência única.

Caso alguém que esteja com a vítima relate o fato, desconsiderar parte; observe o que presenciou. O ser humano tende a alterar os fatos por si só, esquecendo-se muitas vezes de um detalhe importante para os socorristas.

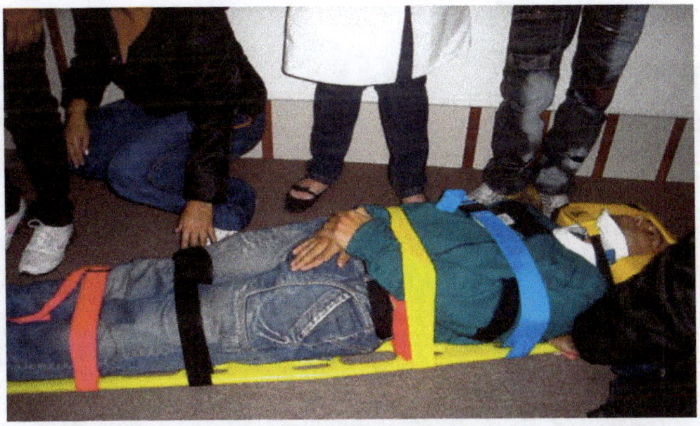

Acervo pessoal da autora.

Figura 12.3 – Imobilização para transporte de vítima com suspeita de trauma cervical.

Execute a tração mandibular para liberar as VAS; abandone a posição apenas quando concluírem a imobilização com o colar cervical e o apoio lateral de cabeça.

O segredo dessa manobra é estar sempre com os antebraços no chão, jamais levantá-los, pois pode ocasionar lesão na coluna que você quer proteger.

Tração mandibular para suspeita de trauma de coluna

A tração mandibular é realizada para suspeita de trauma cervical. O socorrista deve saber a técnica correta, pois um descuido pode levar a vítima à tetraplegia, com sequelas de não mais poder andar ou movimentar seu corpo, situação essa irreversível. Ilustramos para expor o quão importante é o conhecimento dessa manobra (Figura 12.4).

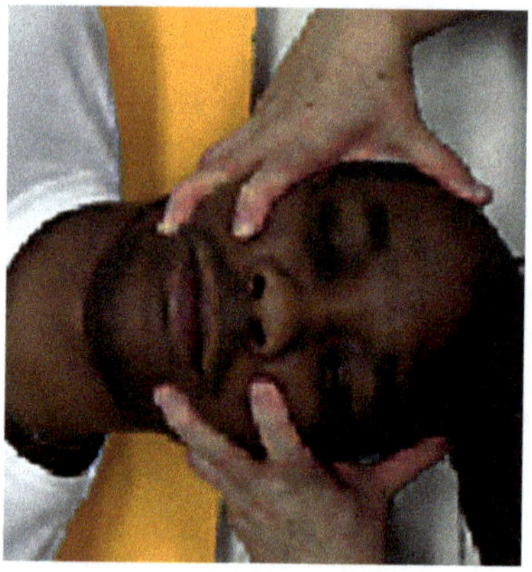

Carlos de Oliveira/Acervo pessoal da autora.

Figura 12.4 – Tração mandibular.

Abertura da boca com a técnica dos dedos cruzados:

- Aplicar ligeira tração em região cervical.
- Alinhar a região cervical.
- Efetuar a elevação da mandíbula.
- Aplicar o tubo orofaríngeo.
- Aspirar se existirem fluidos.

EXERCÍCIOS

1. Quando o Desfibrilador Externo Automático (DEA) é colocado na vítima, o choque é disparado automaticamente. Essa afirmação está:

   a) Correta, pois esse aparelho é programado para o disparo imediato.

   b) Errada, pois esse equipamento, ao ser colocado no tórax da vítima, faz uma prévia leitura antes de acionar os choques. Caso não seja indicado, ele aponta no visor ou emite som de voz impedindo o acionamento.

   c) Correta, pois esse aparelho altamente eficaz não perde tempo para o próprio restabelecimento da vítima. Ao ser colocado no tórax da vítima, são acionados três choques consecutivos.

2. Para que serve a preservação do local do acidente com vítimas graves e óbitos?

   a) Para que haja uma organização do acidente e análise pelos envolvidos no acidente.

   b) Para garantir o sucesso da investigação policial ou de outros peritos da área.

   c) Para facilitar os procedimentos dos socorristas.

3. Quando se reconhece suspeita de trauma cervical em uma vítima?

   a) Quando o socorrista chegar ao local e a vítima estiver em decúbito.

   b) Após o socorrista executar algumas perguntas ao acidentado.

   c) Exames de RX comprovam se houve lesão ou não.

4. Um socorrista deve executar a manobra de tração mandibular em toda vítima:

   a) Quando apresentar suspeita de lesão de baço.

   b) Quando se deparar com suspeita de trauma cervical.

   c) Para todos os procedimentos de acidente automobilístico com óbito.

5. O equipamento desfibrilador possui um nome técnico científico. Qual é esse nome?

   a) Desfibrilador Externo Automático.

   b) Cardioversor e Desfibrilador.

   c) Cardioversor Elétrico.

CAPÍTULO

13 TRANSPORTE DE VÍTIMA

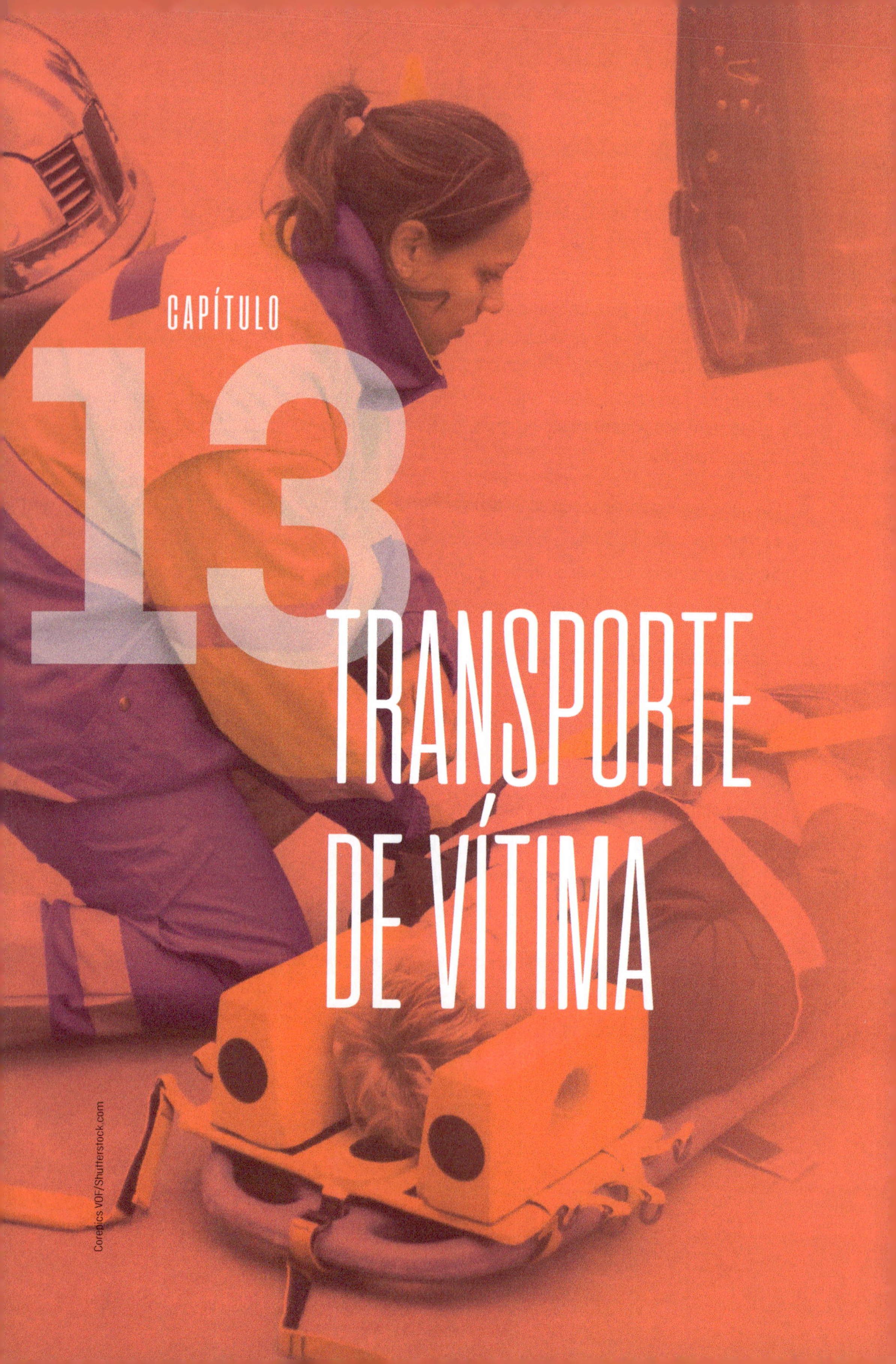

Corepics VOF/Shutterstock.com

A estabilização cervical é sempre prioridade. É claro que, se temos uma vítima com lesão traumática apenas em membros e o mecanismo não sugere trauma cervical, não haverá essa prioridade, porém estabilizar a região cervical deve ser sempre uma preocupação, mesmo que seja por precaução. As imobilizações de um segmento devem abranger as articulações adjacentes. Quando fazemos imobilização em segmentos, temos que estabilizar as articulações adjacentes pelo fato de criarem segmentos instáveis.

Pessoas inconscientes necessitam de vigilância mais próxima. Se o socorrista estiver distante da vítima, a verificação dos sinais vitais será impossível de ser realizada.

Em casos de lesões em um dos membros inferiores, utiliza-se o lado íntegro como amparo ao lado lesado. Esse procedimento só é possível nos membros inferiores, e normalmente utilizamos algum material, como colcha, cobertor ou outros similares, na intenção de aumentar a congruência entre os dois membros.

Nas imobilizações de membros, não se esqueça de verificar a sensibilidade, enchimento capilar e pulsos distais. Uma imobilização é considerada bem feita quando permite a livre circulação sanguínea e não diminui a sensibilidade no segmento estabilizado.

Transporte passa a ser prioridade quando:

1. Todos os recursos já foram esgotados.
2. Dele depender a vida da vítima.
3. O local oferecer risco iminente à vítima ou ao socorrista.

A escolha do método de transporte depende:

1. Da gravidade da lesão.
2. Do número de pessoas disponíveis.
3. Do local do evento.

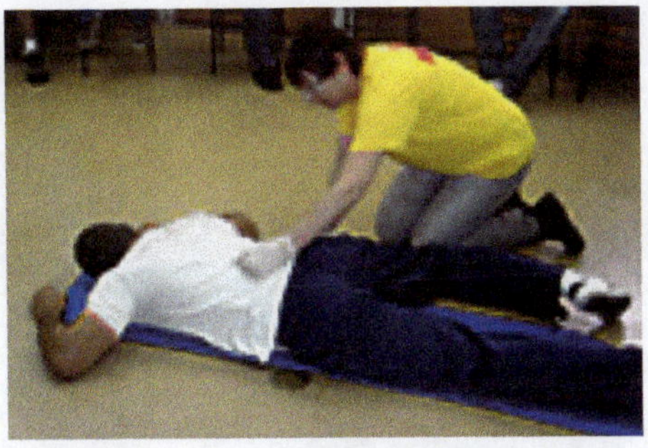

Acervo pessoal da autora.

Figura 13.1 – Decúbito ventral com suspeita de trauma cervical.

Muitos cursos e profissionais assinalam a importância em ver, ouvir e sentir. Porém, em cursos ou materiais didáticos, as vítimas estão em decúbito dorsal, o que facilita esse procedimento de ver, ouvir e sentir. No caso de a vítima estar em decúbito ventral, não há como executar tal observação, pois ela não apresenta expansibilidade torácica no dorso (Figura 13.1).

As observações anteriores são particularmente verdadeiras nas ocorrências pré-hospitalares. Toda vítima que apresentar suspeita de lesão de coluna tem de ser transportada em decúbito dorsal, sobre superfície plana e rígida (prancha). Não é admissível pensarmos em transportar pessoas com traumatismos de coluna vertebral utilizando material que permita flexibilidade, desestabilizando-a.

Técnicas de transporte

Antes de iniciar o transporte, é preciso verificar peso, posição e lesões da vítima, percurso, local onde se encontra, ajuda disponível.

Método Start

Esse método foi criado para facilitar a triagem das vítimas para catástrofes, significando Simples Triagem e Tratamento Rápido no idioma inglês: Simple Triage And Rapid Treatment.

Por meio das cores podemos identificar o estado da vítima e agilizar o atendimento.

- **Preto**: óbito.
- **Vermelho**: risco de morte, emergências.
- **Laranja**: menor risco, porém ainda muito grave.
- **Amarelo**: risco grave, porém menor que o de cor laranja.
- **Verde**: a gravidade está diminuindo, mas ainda precisa ser observada; sem risco de morte.
- **Azul**: sem gravidade, apenas um susto ou um mal-estar simples.

Em alguns hospitais, esse recurso das cores também é utilizado para identificação dos quadros clínicos com o objetivo de otimizar os atendimentos.

EXERCÍCIOS

1. O acidentado deve ser transportado de várias maneiras. Para suspeita de trauma cervical, qual é o transporte?

a) Maca.

b) No colo, estilo cadeirinha.

c) Prancha rígida.

2. O método Start é universal, utilizado para grandes acidentes. A cor azul é para:

a) Situações mais severas, com risco de morte.

b) Situações leves, como, por exemplo, um mal súbito.

c) Para quedas e politraumatismos.

3. Uma vítima com suspeita de trauma cervical deve ser acompanhada e movimentada por uma equipe de socorristas. Quantos profissionais são indicados?

a) De quatro a cinco socorristas, sendo um na região craniana, dois no corpo e um na prancha.

b) Apenas um socorrista ou dois no máximo conseguem executar tal procedimento.

c) Um socorrista bem treinado consegue manusear uma vítima com suspeita de trauma cervical sozinho, sem auxílio de outro profissional ou mesmo de outra pessoa, sem deixar sequelas.

CAPÍTULO

14 PARTO SÚBITO

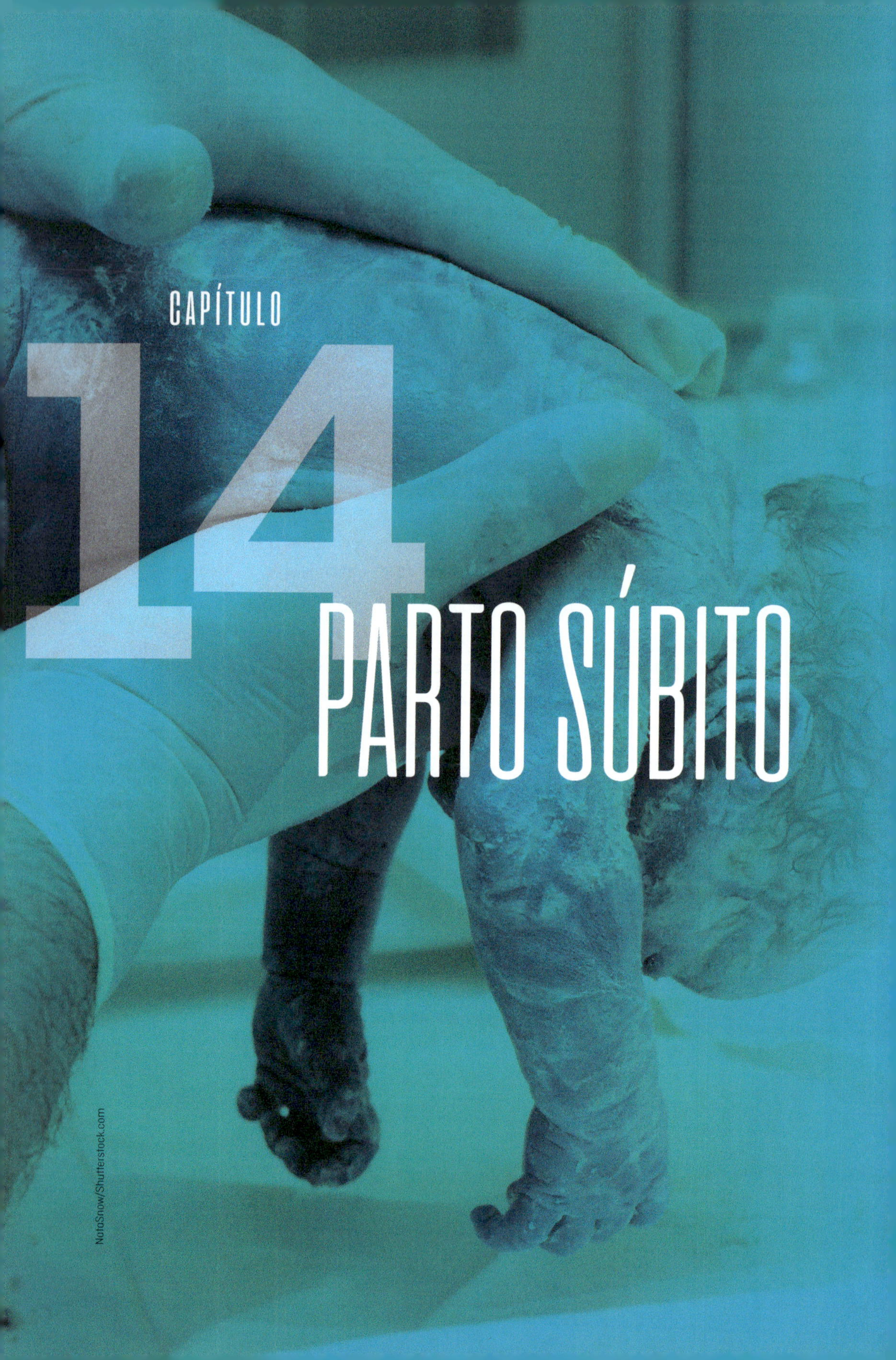

NataSnow/Shutterstock.com

Esse parto é um ato natural que será liberado quando o bebê estiver pronto para sair. Quando a dilatação estiver em dez centímetros, é a hora da expulsão do bebê.

Quando uma mulher está esperando um bebê, dizemos que ela é parturiente, o mesmo que gestante. A mulher deve estar tranquila, e quem estiver em sua companhia deve falar de forma calma e externar autocontrole.

Conduta

Primeiramente tranquilize-se, para que possa também transmitir conforto e segurança a quem realmente precisa, a gestante.

Providencie os materiais. Vamos deixar as coisas em ordem para uma eventualidade de você interferir no parto:

- Higienize bem as mãos com água e sabão.
- Utilize álcool 70% para limpar as mãos após a higienização, a tesoura e o local onde a parturiente se encontra.
- Providencie uma tesoura para eventualmente cortar o cordão umbilical.
- Providencie barbante para o caso de precisar amarrar o cordão umbilical.
- Tenha à mão panos limpos para limpar o líquido que sai quando se rompe a bolsa das águas, juntamente com sangue. Não se assuste, é normal.

Sequência de conduta

- Converse com a parturiente.
- Acomode-a em decúbito dorsal elevando um pouco o tronco.
- Cubra seu abdome com um lençol limpo.
- Esteja preparado para segurar o bebê, caso a expulsão seja rápida.

IMPORTANTE!

Há situações em que o bebê nasce antes da chegada da mãe ao hospital.

Cuidados necessários

Não interfira no processo de parto, somente observe:

1. As contrações ocorrem mais curtas e mais intensas.
2. Caso a bolsa se rompa, sai uma grande quantidade de líquido da vagina da mulher, sendo parte incolor e outra parte esbranquiçada e com sangue.
3. A vagina pode estar em formato oval, para a passagem da cabeça do bebê. Há casos em que os pés do bebê é que aparecem primeiro. Nesse caso, sugere-se intervenção hospitalar imediata, pois o quadro é delicado e demanda maior atenção por causa da possível evolução de sofrimento fetal. Não se aconselha a realização desse tipo de parto sem que a gestante esteja em ambiente hospitalar, pois a abordagem terapêutica deve estar acompanhada de mecanismos mais avançados e não simplesmente no formato manual.
4. Não recoloque para dentro a fim de retardar o processo. Esse ato leva a uma apóxia, falta total de oxigênio para o bebê, e acarreta um problema neurológico severo e permanente.
5. Nesse momento pode ocorrer evacuação da gestante. É normal, limpe e continue o processo de trabalho de parto.
6. Caso o bebê saia, somente segure-o para não cair, pois ele terá uma película esbranquiçada e totalmente escorregadia. Não retire nem lave; isso não é sujeira, é a proteção do bebê.

Apresentamos ilustração para melhor visualização com relação à expulsão do bebê, pois ele já realizou a rotação interna (Figura 14.1). Note que o bebê faz uma rotação do pescoço para o encaixe perfeito e com isso as aberturas cranianas se juntam, até se sobrepõem, facilitando sua saída.

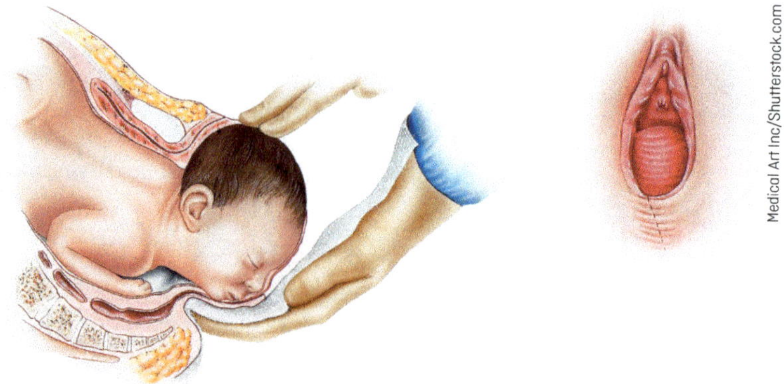

Figura 14.1– Expulsão do bebê.

Conduta para o trabalho de parto expulsivo

1. Não faça nenhum procedimento nos olhos, nariz e boca do bebê, somente limpe o rostinho com um pano limpo.
2. Amarre o cordão umbilical em dois segmentos, no meio e em duas partes, mas quando amarrar a primeira parte comprima o cordão até a outra parte, para retirada do sangue, para não espirrar, e amarre.
3. Corte no meio. Um pedaço grande fica no bebê e outro pedaço grande na mãe.
4. Não puxe ou tracione o cordão umbilical. Ele se desloca naturalmente após 30 minutos.
5. Enrole o bebê em um tecido limpo e quente para aquecê-lo.
6. Leve os dois ao hospital para complementar o processo.

Razões para tentar um parto normal

1. **Natureza humana**: o parto normal é o desfecho natural de uma gravidez. O ideal é que o bebê escolha o dia em que quer nascer. Deve-se tentar o máximo possível o parto normal.
2. **A criança respira melhor**: ao passar pelo canal da vagina, o tórax do bebê é comprimido, assim como o restante do seu corpo, garantindo que o líquido amniótico de dentro dos pulmões seja expelido pela boca, ajudando na primeira inalação de ar da criança após o nascimento. O hormônio cortisol produzido pelo organismo infantil deixa os pulmões preparados para trabalhar a todo vapor, bem como o líquido surfactante, para as 22 paredes dos pulmões não colarem[22]. A cesárea aumenta o risco de ocorrer o que os especialistas chamam de desconforto respiratório. Esse problema pode levar a quadros de insuficiência respiratória e até favorecer a pneumonia.
3. **Acelera a descida do leite**: durante o trabalho de parto, o organismo da mulher libera os hormônios ocitocina e prolactina, que facilitam a descida do leite. No caso da cesárea eletiva, a mulher pode ser submetida à cirurgia sem o menor indício de que o bebê está pronto para nascer. Sendo assim, o organismo pode secretar substâncias que deflagram a produção do leite com certo atraso, de dois a cinco dias depois do nascimento do bebê, e a criança terá de esperar para ser amamentada pela mãe.

22. Para que não haja aderência (colar).

4. **O mito da dor**: existem mulheres que não possuem nenhuma dor nem mesmo para as contrações. No hospital, a anestesia é perfeitamente capaz de controlar a dor. Há mais de dez anos, a saúde recorre a uma estratégia combinando anestesia raquidiana e a peridural. A mãe não sofre e não perde a sensibilidade na região pélvica, conseguindo sentir as contrações e até ajudar a impulsionar a criança.
5. **Recuperação rápida**: de modo geral, 48 horas após o parto normal a mãe já pode ir para casa com seu bebê. Em alguns casos, para facilitar a saída da criança, é realizada a episiotomia, pequeno corte lateral na região do períneo (entre a vagina e o ânus) (Figura 14.2). Quando isso acontece, a recuperação perdura cerca de uma semana. Quem opta pela cesariana só recebe alta 72 horas após o parto e para se livrar das dores, de 30 a 40 dias.

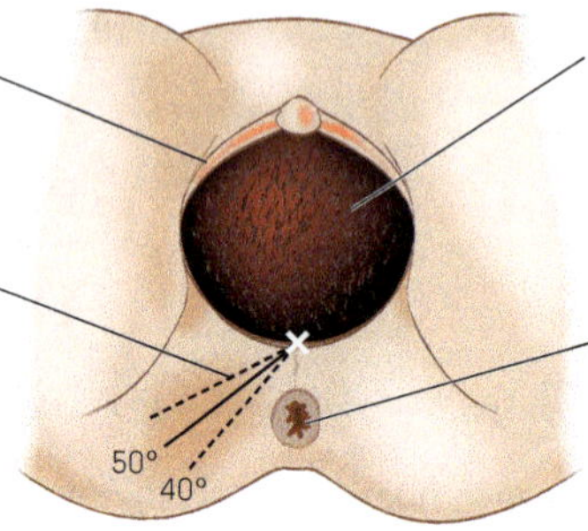

Figura 14.2 – Episiotomia.

Essa incisão só pode ser realizada pela enfermeira obstetra ou pelo médico.

6. **Seguro**: a cesárea envolve riscos de infecção e até complicações com o recém-nascido. Pesquisa revela que cerca de 12% dos bebês que nascem de cesariana vão para a UTI, enquanto no parto normal esse índice cai para 3%.

Informações adicionais

As consultas do pré-natal são realizadas com dois profissionais; um mês com o médico e outro com a enfermeira. Os dois são doutores, porém diferentes. O médico é curativo e a enfermeira, assistencial, unidos por uma equipe que dá certo. As duas categorias possuem o título de doutor, o que lhes conferem o mesmo conhecimento para ambos.

Parto normal: é a enfermeira obstetra que atua no processo de trabalho de parto.

Cesárea: na hora do parto podem surgir complicações. Nesse caso a cesariana pode ser indicada. Quando a cirurgia é marcada com muita antecedência, a criança corre o risco de nascer prematura, mais emagrecida e com músculos ainda não completamente desenvolvidos.

Parto cesárea e fórceps: é o médico ginecologista obstetra que atua no processo cirúrgico.

Quando chamar socorro especializado

1. Ausência de EPIs (principalmente luvas).
2. Local de difícil acesso.
3. Local perigoso para parada.
4. Na dúvida de um procedimento.
5. Presos em ferragens.
6. Suspeita de trauma de coluna cervical.

IMPORTANTE!

Na dúvida, não faça nada!

Qualquer procedimento de primeiros socorros deve ser realizado com a maior segurança para o socorrista e para a vítima.

Lembre-se: Não há vergonha em não saber, é por isso que estamos aqui!

O que e como falar ao atendimento emergencial

1. Ligue de qualquer telefone, seja celular, de base ou público; a ligação não é cobrada.
2. Informe seu nome para quaisquer dúvidas do profissional que atende a ligação, para mostrar que não é trote.
3. Observe o local com endereço e um ponto de referência mais próximo.

4. Relate o fato ocorrido de forma clara e sucinta.
5. Atente para os números de sua cidade:
    - 193: BOMBEIROS - Resgate (emergência, risco de morte).
    - 192: SAMU (Serviço de Atendimento Móvel de Urgência), para situações mais leves, com menos agravantes.
    - 192: SAMU AVANÇADO (Serviço de Atendimento Móvel de Urgência), situações críticas (médico, enfermeiro e técnico para a atuação)
    - 190: POLÍCIA MILITAR (em casos de óbitos evidentes – agressões seguidas de acidentes etc.)

Kit de primeiros socorros

1. Agulhas esterilizadas para rompimento do metal das pomadas para liberação do produto.
2. Álcool 70%.
3. Antisséptico (Clorexidine, por exemplo).
4. Aparelho para aferir a pressão arterial (PA).
5. Atadura de crepe 5 cm, 10 cm, 15 cm, 20 cm.
6. Atadura de rayon para queimaduras.
7. Bacia pequena ou cuba rim.
8. Compressas de gaze, mais ou menos 20 pacotes em média.
9. Compressas cirúrgicas.
10. Curativo adesivo.
11. Emplastro (Salonpas, por exemplo).
12. Esparadrapo.
13. Fita crepe.
14. Gaze (máscara de reanimação RCP).
15. Luvas de procedimento.
16. Luvas estéreis.

17. Manta térmica aluminizada ou filme de PVC.

18. Máscara de reanimação RCP.

19. Micropore antialérgico.

20. Papéis-toalha.

21. Sabonete líquido.

22. Sacos plásticos brancos para descarte dos materiais.

23. Seringas (para ingestão de soro glicosado na lateral da boca, em caso de hipoglicemia, por exemplo).

24. Soro fisiológico 0,9% – 10 ml, 50 ml, 100 ml, 250 ml, 500 ml, 1000 ml.

25. Soro glicosado 5,0% – 10 ml, 50 ml, 100 ml, 250 ml, 500 ml, 1000 ml.

26. Termômetro digital.

27. Tesoura.

Curativo

- Separe tudo anteriormente.
- Lave as mãos.
- Cuidado com as tampas. Não colocar a tampa para baixo, por causa da retenção de bactérias na bancada.
- Desprezar o primeiro jato, com isso você elimina os micro-organismos que estão parados no local vazio.
- Passar a gaze uma vez de cada lado, no mesmo sentido, e desprezar. Não passar duas vezes na mesma região.

- O SF 0,9% é o soro fisiológico, o líquido mais próximo do fluido corporal, por isso utilizamos praticamente em todas as condutas, salvo quando a pessoa está com grande quantidade de sódio/sal em sua corrente sanguínea, quando então substituímos por soro glicosado, que contém açúcar.
- Ocluir (fechar) o ferimento para evitar, além de bactérias oportunistas, o aparecimento de moscas na região e proliferação de vermes.

IMPORTANTE!

Somente o enfermeiro e o médico podem utilizar procedimentos invasivos; nenhuma outra categoria.

Medicamentos e materiais extras

- Analgésicos e antipiréticos: para dor e febre.
  - Exemplo: dipirona ou paracetamol.
- Antieméticos: perturbações gástricas.
  - Exemplo: hidróxido de alumínio.
- Desinfectante tópico: para antissepsia.
  - Exemplo: Clorexidine.
- Pomada: para úlceras (feridas).
  - Sulfadiazina de prata 1%.
  - Suturas adesivas.
- Se for doente crônico: transportar consigo os seus medicamentos habituais.

EXERCÍCIOS

1. Dequitação placentária é a expulsão da placenta após a saída do bebê?

a) Sim. Após a expulsão do bebê, ocorre a dequitação que é a saída da placenta.

b) Não. A placenta é expulsa juntamente com a saída do bebê.

c) Na maioria das vezes, a placenta é armazenada dentro do útero para a liberação do leite materno.

2. Para chamados de emergência, devemos ligar para:

a) Bombeiros (193) – risco de morte.

b) Polícia Militar (190) – risco de vida.

c) SAMU (192) – risco de vida.

3. A atadura de rayon é utilizada para:

a) Limpar a região da genitália de um bebê, pois é sensível e merece cuidado.

b) Queimaduras, pois esse tecido não adere à região.

c) Quaisquer procedimentos de curativo

4. Na realização de um curativo, o SF 0,9% é utilizado apenas porque não se tem água?

a) O SF 0,9% é utilizado no caso de queimaduras para reabilitação rápida da epiderme.

b) Sim, caso haja água no local, dar preferência a ela, pois é o líquido mais próximo do corpo.

c) Não, o SF 0,9% é utilizado devido à sua concentração de sódio e outros componentes que fazem dele o mais próximo de nosso fluido corporal.

5. Caso esteja acontecendo um parto súbito, para adiar esse processo pode-se empurrar a cabeça do bebê para dentro novamente?

a) Não, esse procedimento leva à falta de oxigenação no cérebro do bebê, fazendo com que haja comprometimento grave para a vida toda. Ele será lesado permanentemente por esse ato.

b) Não, se estiver saindo, deixe sair, apenas porque chegou a hora.

c) Sim, até a chegada da mãe ao hospital.

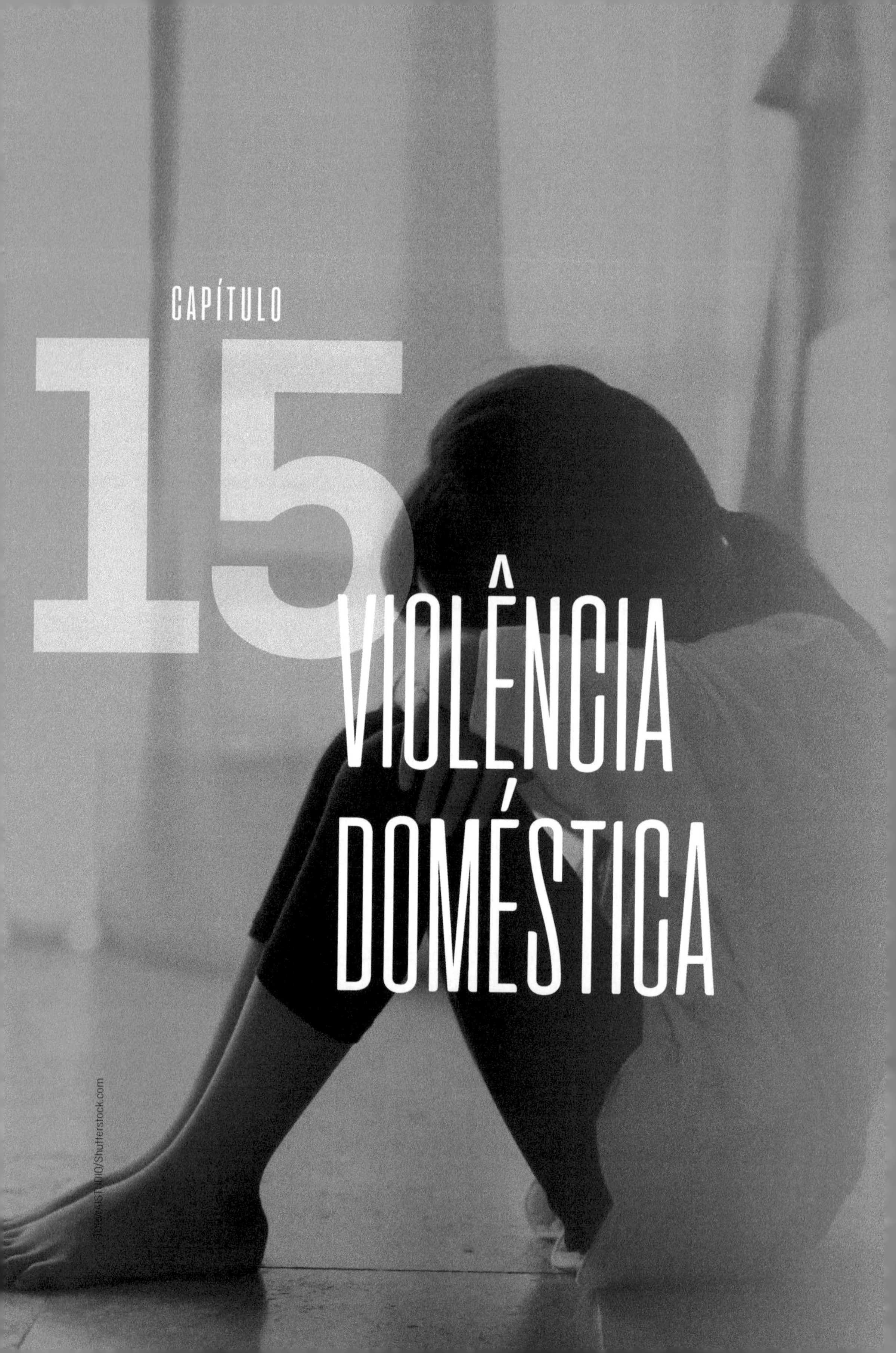

CAPÍTULO

15 VIOLÊNCIA DOMÉSTICA

Estupro, violência sexual, abuso sexual, molestamento

Com a reformulação do Código Penal, em 2009, os crimes contra a dignidade sexual passaram a ser tratados de forma mais rigorosa, o que também teve reflexo nas estatísticas.

Podem ocorrer lesões traumáticas da vagina, reto e ânus, dentro outros órgãos invadidos no processo de penetração

O empalamento é a inserção de objetos pontiagudos e perfurocortantes na região vaginal ou anal, podendo fazer estragos por onde passar, complicados com exteriorização das alças intestinais ou outro órgão pelo ânus ou vagina, além de lacerar canal vaginal e retal.

Muitas vezes, é necessária intervenção cirúrgica imediata para a reconstrução de tecidos eventualmente lacerados, devido a complicações de septicemia ocasionada pelo rompimento do intestino, que pode causar o espalhamento de resíduos fecais na cavidade peritoneal.

Os responsáveis pela criança devem estar sempre alertas às mudanças de comportamento dela. Uma criança vítima de algum tipo de abuso pode ficar mais retraída, sorrir menos, não mostrar interesse por brincar, ter o rendimento escolar reduzido e evitar olhar os adultos nos olhos. Esses são apenas alguns dos sinais a que os familiares devem estar atentos.

Em geral, o abuso sexual vem acompanhado de ameaça (implícita ou explícita), o que contribui para deixar a criança ainda mais retraída. Além disso, o agressor pode estar dentro de casa, o que faz com que a criança não consiga ficar frente a frente com ele e tente se esquivar.

Reação inicial do socorrista

Talvez você seja o primeiro a saber dos maus-tratos. É importante levar a criança ou o jovem a sério sempre que relatar algo pertinente, valorizando seus comentários.

Outro fator importante a observar é tentar perceber como a criança ou jovem externa suas ações, dando indícios da agressão de que está sendo vítima. Vítimas de abuso geralmente guardam segredos para superar o problema. Contar sobre o fato a um adulto exige uma imensa dose de coragem, e essa pessoa pode não acreditar e complicar ainda mais o quadro, é isso que a criança ou jovem pensa antes de se confidenciar.

O Estatuto da Criança e do Adolescente (ECA) determina, em seu artigo 70, que "é dever de todos prevenir a ocorrência de ameaça ou violação dos direitos da criança e do adolescente".

Quando se trata de abuso feminino, é preciso levar em conta que há três orifícios genitais que costumam ser penetrados. Veja Figura 15.1:

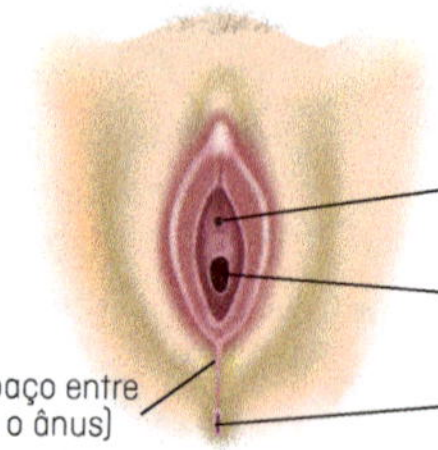

Figura 15.1 – Genitália feminina.

IMPORTANTE!

Para fins de comparação, o homem possui dois orifícios: a uretra e o ânus; a mulher tem três orifícios: uretra, vagina e ânus.

Abuso sexual

Vítimas de abuso sexual, mesmo quando adultas, geralmente se sentem envergonhadas, humilhadas e amedrontadas. Essa sensação se agrava bastante quando se trata de crianças, em geral muito mais vulneráveis e indefesas. Quando crianças ou adolescentes são vítimas de abuso sexual, os sentimentos sexuais de que desfrutaram, alguns dos quais podem ter sido prazerosos, às vezes fazem com que se sintam culpados e confusos. Quando a pessoa que comete o abuso é um dos pais, um parente, ou alguém em quem a criança confia, geralmente o segredo pode estar sendo mantido há um bom tempo. Quando o abuso finalmente é denunciado, a criança ou o adolescente corre o risco de ter desenvolvido um sentimento de aliança ou de lealdade para com o ofensor. Ao longo da história, muitas religiões tratam a sexualidade como algo temeroso e vergonhoso; jovens que estejam sendo abusados sexualmente podem perceber essa atitude e ter medo de revelar o problema a outras pessoas, com receio de represálias.

Estupro por namorados

O abuso sexual também pode ocorrer entre pessoas da mesma faixa etária, seja com o namorado ou em ambiente social. Dependendo das circunstâncias, garotas e até mesmo garotos podem ficar confusos, sem ter certeza se foram violentados ou se facilitaram o acontecimento. Estupros ocorridos durante o namoro geralmente acontecem em locais onde o consumo de álcool é liberado e facilita o processo de agressão sexual.

Sexo não consensual é violência sexual e, portanto, deve ser denunciado, pois trata-se de crime. O fato de a(o) adolescente aceitar carícias iniciais não pressupõe que o sexo tenha sido permitido. Quando uma pessoa diz para parar, o parceiro tem de parar, caso contrário, configura-se o crime.

Como prevenir

Não há uma maneira segura de prevenir agressões sexuais, mas é dever de todos orientar crianças e adolescentes a evitar situações que os coloquem em risco e a se abrirem com pais ou responsáveis sobre possíveis comportamentos abusivos.

É importante, ainda, que pais, responsáveis e professores criem uma relação de confiança com os jovens para que, em caso de qualquer tipo de abuso sexual, eles se sintam seguros para relatar o ocorrido e as devidas medidas sejam tomadas, o que inclui a denúncia às autoridades competentes.

Perseguição (*bullying*) entre colegas

Comunidades religiosas e escolas também são locais onde podem ocorrer maus-tratos, perseguições, intimidações e ataques, com bastante frequência. Essa espécie de "abuso" varia desde piadinhas pejorativas até violência física.

Se você suspeita que alguém esteja perseguindo uma criança ou adolescente, busque ajuda assim que possível, com o relato do violentado, com o máximo de detalhes para as providências às autoridades competentes e estancando tal ação. Se ele se mostrar desconfortável de início, disponha-se a ouvir a respeito do caso sem que a pessoa revele nomes.

O que nunca dizer

"Tudo tem um motivo para acontecer."

"Alguém já passou por situação pior que a sua."

Sugestões de frases encorajadoras à vítima

"Não deixe que alguém destrua qualquer parte da sua vida."

"Você tem valor e vai mostrar isso para você mesmo."

"Vou te ajudar a passar por essa situação desconfortável."

Sinais e sintomas

- Baixa autoestima.
- Interesse excessivo ou desinteresse por assuntos de natureza sexual.
- Comportamento sexual exacerbado.
- Depressão, sem vontade de levantar da cama.
- Isolamento.
- Raiva.
- Agressividade.
- Comportamento autodestrutivo.
- Ansiedade.
- Problemas para dormir.
- Temor de novos relacionamentos ou situações.
- Problemas escolares.
- Pesadelos.
- Abuso de drogas ou de álcool.
- Sinais físicos de maus-tratos.

Conduta

- Seja atencioso com a criança ou o adolescente.
- Não recrimine suas ações.
- Ganhe a confiança e divulgue essa situação para que ela cesse imediatamente, com medidas das autoridades competentes.

Perfuração de órgãos por violência sexual

Muitas vezes, a violência sexual ocasiona o rompimento de órgãos em razão da penetração. Em geral, nesses casos, é preciso recorrer a cirurgias reparadoras. Em caso de penetração anal, os seguintes órgãos podem ser prejudicados: esfíncter anal voluntário e involuntário, mucosa anal e ampola retal, além de prejudicar outros órgãos adjacentes, entre eles, intestino grosso, intestino delgado e bexiga.

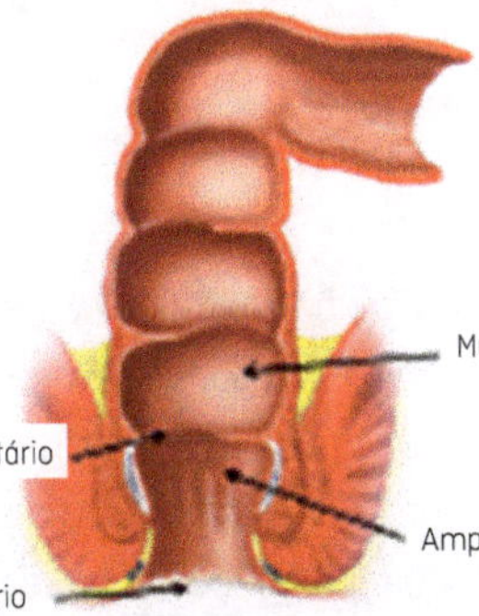

Figura 15.2 – Anatomia da cavidade anal.

O estupro por atos libidinosos e com requinte de crueldade também pela vagina, de forma agressiva e fora dos padrões anatômicos normais, pode levar a inúmeras lesões de órgãos, como: laceração vaginal e períneo, perfurações de bexiga, intestino delgado e comprometimento de outros órgãos da cavidade peritoniana (peritônio).

Na perfuração de órgãos, pode haver necessidade de várias cirurgias para a reconstrução tecidual e levar tempo para que se conclua a reparação cirúrgica. O estrago psicológico não pode ser eliminado como um tecido qualquer, por ter sentimentos, dores que não se apagam. Essa lesão traumática dilacera o mais profundo dos sentimentos, provoca dores e desencadeia ações do agredido.

Acidentes com empalamento (penetração) de objetos e materiais na cavidade retal ou vaginal são lesões graves, por promover choque séptico e peritonite (infecção na cavidade dos órgãos), mesmo que protegido pela própria estrutura da ampola retal e introito vaginal.

Sintomatologia

- Dor na região anal ou vaginal.
- Ardência local.
- Sensação de síncope (desmaio).
- Cólicas.
- Palidez cutânea.
- Febre.
- Tristeza intensa.

Conduta

Tranquilizar a vítima.

Conduzi-la ao hospital para exames precisos e intervenções cirúrgicas, acionando o resgate.

Perfuração de órgãos por ingestão

Embora não se trate de violência sexual, é importante tratar desse tipo de perfuração, causada por acidente, mas que pode machucar o reto e o ânus: às vezes uma criança pode ingerir acidentalmente alguns corpos estranhos, que seguirão para o reto e ânus causando muita dor e desconforto. Exemplos como fragmentos ósseos, prego, parafuso, estilete, alfinete, agulha ou vidro podem lacerar a mucosa ou membrana, evoluindo para infecções e consequente septicemia.

Sintomatologia

- Dor na região abdominal.
- Contração da parede abdominal.
- Palidez cutânea.
- Hipotensão (baixa pressão arterial).
- Hipotermia (queda de temperatura).

Conduta

Acalmar a vítima.

Conduzi-la ao hospital para exames precisos, acionando o resgate.

Não oferecer nenhum líquido ou alimento, pois esses conduzirão ainda mais para dentro esses materiais, aumentando a lesão provocada.

EXERCÍCIOS

1. Pode-se dizer que "empalamento", como conceito aprendido nesse livro, é:

a) A inserção de objetos pontiagudos e perfurocortantes na região vaginal ou anal.

b) A laceração da cavidade oral devido a úlcera de agentes patogênicos.

c) O engasgo provocado por alimento pontiagudo, exemplo: espinha de peixe.

2. Nos genitais femininos e masculinos, podemos afirmar que:

a) Mulher possui três orifícios: uretra, vagina e ânus e o homem possui dois orifícios: a uretra e o ânus.

b) A mulher e o homem possuem a mesma quantidade de orifícios na genitália.

c) A única diferença entre homem e mulher é o pênis e a vagina.

3. Interesse excessivo ou desinteresse por assuntos de natureza sexual, por parte de crianças e adolescentes, é sinônimo de:

a) Criatividade por ato de vandalismo.

b) Desigualdade da raça humana.

c) Indício de problema por trauma sexual.

CAPÍTULO

16 CONHECIMENTO DE DIREITOS

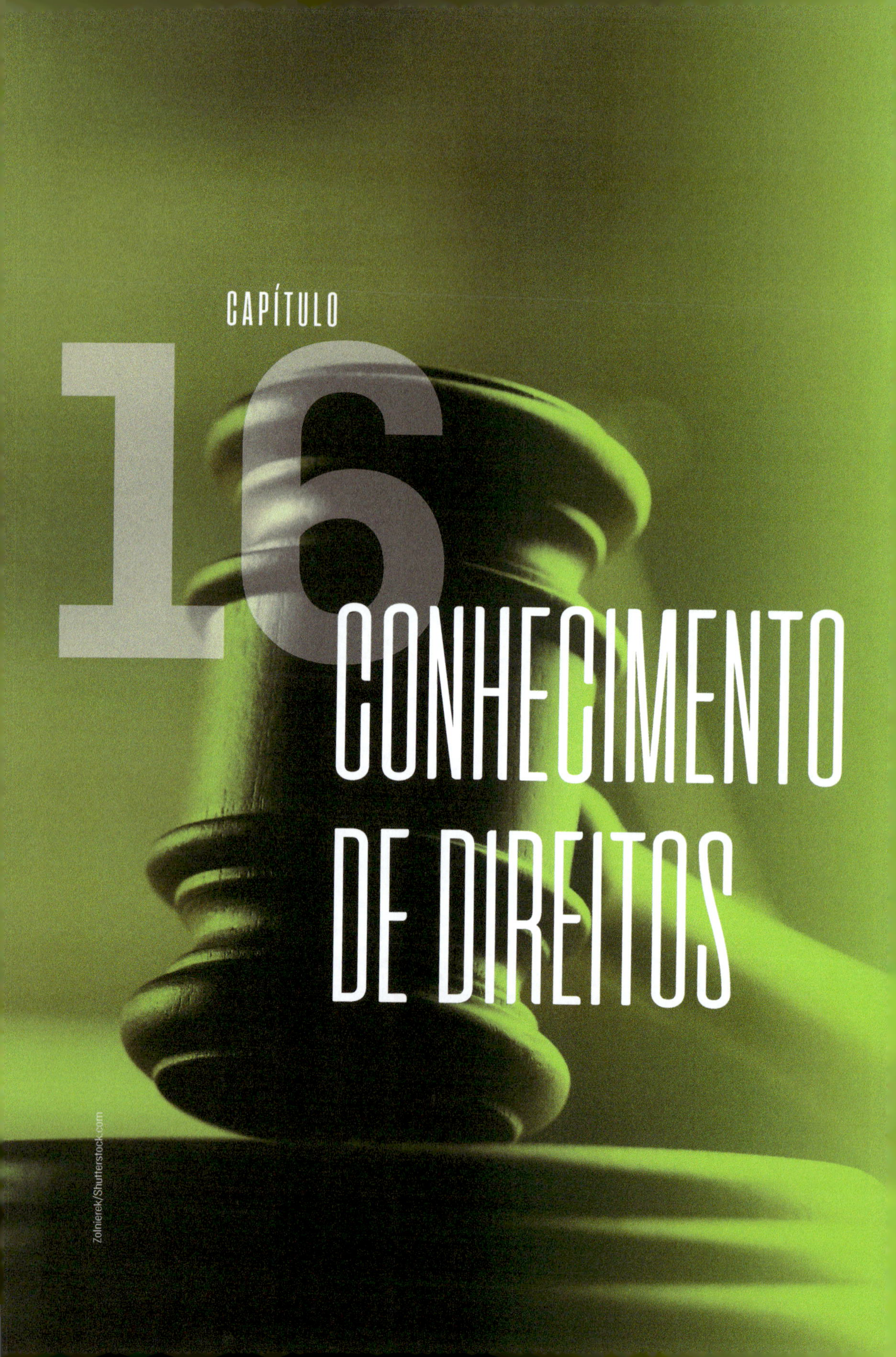

Zolnierek/Shutterstock.com

Direito do assistido/paciente/cliente

Todos possuem o direito do acesso ao prontuário de saúde, bem como cópias, por um período de 20 anos.

1. O paciente tem o direito a atendimento humano, atencioso e respeitoso, por parte de todos os profissionais de saúde. Local digno e adequado para seu atendimento.
2. Direito a ser identificado pelo nome e sobrenome. Não deve ser chamado pela patologia ou agravo à saúde, de forma genérica ou quaisquer outras formas impróprias, desrespeitosas ou preconceituosas.
3. Tem o direito a receber do funcionário adequado, presente no local, auxílio imediato e oportuno para a melhoria de seu conforto e bem-estar.
4. Direito a identificar o profissional por crachá preenchido com o nome completo, função e cargo.
5. O paciente tem o direito a consultas marcadas, antecipadamente, de forma que o tempo de espera não ultrapasse a trinta (30) minutos.
6. Direito de exigir que todo o material utilizado seja rigorosamente esterilizado, ou descartável, e manipulado segundo normas de higiene e prevenção.
7. O paciente possui o direito de receber explicações claras sobre o exame a que vai ser submetido e para qual finalidade irá ser coletado o material para exame de laboratório.
8. Direito a informações claras, simples e compreensivas, adaptadas à sua condição cultural, sobre as ações diagnósticas e terapêuticas, o que pode decorrer delas, a duração do tratamento, a localização de sua patologia, se existe necessidade de anestesia, qual o instrumental a ser utilizado e quais regiões do corpo serão afetadas pelos procedimentos.
9. O paciente tem direito a ser esclarecido se o tratamento ou o diagnóstico é experimental ou faz parte de pesquisa, se os benefícios a serem obtidos são proporcionais aos riscos e se existe probabilidade de alteração das condições de dor, sofrimento e desenvolvimento da sua patologia.

10. Direito a consentir ou recusar a ser submetido à experimentação ou pesquisas. No caso de impossibilidade de expressar sua vontade, o consentimento deve ser dado por escrito por seus familiares ou responsáveis.

11. Direito a consentir ou recusar procedimentos, diagnósticos ou terapêuticas a serem nele realizados. Deve consentir de forma livre, voluntária, esclarecida com adequada informação. Quando ocorrerem alterações significativas no estado de saúde inicial ou da causa pela qual o consentimento foi dado, este deverá ser renovado.

12. O paciente tem direito de revogar o consentimento anterior, a qualquer instante, por decisão livre, consciente e esclarecida, sem que lhe sejam imputadas sanções morais ou legais.

13. Direito de ter o seu prontuário elaborado de forma legível e de consultá-lo a qualquer momento. Este prontuário deve conter o conjunto de documentos padronizados do histórico do paciente (anamnese), princípio e evolução da patologia, raciocínio clínico, exames, conduta terapêutica e demais relatórios e anotações clínicas.

14. Direito a ter seu diagnóstico e tratamento por escrito, identificado com o nome do profissional de saúde e seu registro no Conselho Profissional, de forma clara e legível.

15. Direito de receber medicamentos básicos ou não, assim como também equipamentos de alto custo, que mantenham a vida e a saúde.

16. De receber os medicamentos acompanhados de bula impressa de forma compreensível e clara, com data de fabricação e prazo de validade.

17. Direito de receber as receitas com o nome genérico do medicamento (Lei do Genérico), e não em código, digitadas ou em letras de imprensa, com caligrafia perfeitamente legível, e com assinatura e carimbo contendo o número do registro do respectivo Conselho Profissional.

18. De conhecer a procedência e verificar antes de receber sangue ou hemoderivados para a transfusão, se há carimbo nas bolsas de sangue e outros, atestando as sorologias efetuadas e sua validade.

19. Em caso de inconsciência, de ter anotado em seu prontuário: medicações, sangue ou hemoderivados, com dados sobre a origem, tipo e prazo de validade.

20. O paciente tem direito de saber com segurança e antecipadamente, por testes ou exames, que não é diabético, portador de algum tipo de anemia

ou alérgico a determinados medicamentos (anestésicos, penicilina, sulfas, soro antitetânico etc.) antes de lhe serem administrados.

21. Direito à sua segurança e integridade física nos estabelecimentos de saúde, públicos e privados.

22. Assim como ter acesso às contas detalhadas referentes às despesas de seu tratamento, exames, medicação, internação e outros procedimentos médicos. (Portaria do Ministério da Saúde n.° 1286 de 26/10/93 – art. 8.° – e n.° 74 de 04/05/94).

23. Não sofrer discriminação nos serviços de saúde por ser portador de qualquer tipo de patologia, principalmente no caso de ser portador de HIV/Aids ou patologias infectocontagiosas.

24. De ser resguardado de seus segredos, através da manutenção do sigilo profissional, desde que não acarrete riscos a terceiros ou à saúde pública. Os segredos do paciente correspondem a tudo aquilo que, mesmo desconhecido dele próprio, possa o profissional de saúde ter acesso e compreender através das informações obtidas no histórico do paciente, exame físico, exames laboratoriais e radiológicos.

25. De manter sua privacidade para satisfazer suas necessidades fisiológicas, inclusive alimentação adequadas e higiênicas, quer quando atendido no leito, ou no ambiente onde está internado ou no ambiente onde está internado ou aguardando atendimento.

26. Direito a acompanhante, se desejar, tanto nas consultas como nas internações. As visitas de parentes e amigos devem ser disciplinadas em horários compatíveis, desde que não comprometam as atividades. Em caso de parto, a parturiente poderá solicitar a presença do pai da criança.

27. O paciente tem direito de exigir que a maternidade, além dos profissionais comumente necessários, mantenha a presença de um neonatologista, por ocasião do parto.

28. Direito de exigir que a maternidade realize o teste do pezinho para detectar a fenilcetonúria dos recém-nascidos.

29. Direito à indenização pecuniária no caso de qualquer complicação em suas condições de saúde motivadas por imprudência, negligência ou imperícia dos profissionais de saúde.

30. Direito à assistência adequada, mesmo em períodos festivos, feriados ou durante greves profissionais.

31. Direito de receber ou recusar assistência moral, psicológica, social e religiosa.

32. Direito a uma morte digna e serena, podendo optar ele próprio (desde que lúcido), a família ou responsável, por local ou acompanhamento e ainda se quer ou não o uso de tratamentos dolorosos e extraordinários para prolongar a vida.

33. Direito à dignidade e respeito, mesmo após a morte. Os familiares ou responsáveis devem ser avisados imediatamente após o óbito.

34. De não ter nenhum órgão extirpado de seu corpo sem sua prévia aprovação.

35. O paciente possui o direito a órgão jurídico de direito específico da saúde, sem ônus e de fácil acesso.

EXERCÍCIOS

1. O paciente pode ter acesso ao seu prontuário?

   a) Sim, o paciente possui todo o direito de ter acesso ao seu prontuário a qualquer momento, mesmo depois de sua alta, até por um período de vinte anos, sem constrangimento ou sem alegação de sigilo profissional. Nenhum profissional pode reter informações do interessado alegando sigilo.

   b) Sim, o paciente ou o familiar pode solicitar à enfermeira da ala o acesso ao prontuário e levá-lo para casa.

   c) Não, é sigilo profissional e não pode ser liberado para o paciente.

2. O hospital pode reter informações do paciente, alegando sigilo profissional?

   a) Não, o paciente tem direito de conhecer todo o histórico, a qualquer momento que queira.

   b) Não, o paciente deve levar seu prontuário.

   c) Sim, o paciente não entende nada que está escrito em seu prontuário.

3. Ao ler o prontuário, o paciente não entende a linguagem técnica. O que ele deve fazer para compreender o que está escrito?

   a) Deve solicitar à enfermeira, que é a responsável pelo setor, pois ela deve transmitir em linguagem simples a ele, como prevê o código de ética.

   b) Deve levar para casa para que alguém possa traduzi-lo.

   c) Devolvê-lo sem entender nada, pois ficou constrangido em não conhecer a linguagem.

4. Um hospital pode colocar na porta dos pacientes plaquinhas ou adesivos coloridos para identificação de alguma doença infectocontagiosa?

   a) Sim, pois os profissionais da saúde ou os que frequentam o hospital devem conhecer a infecção.

   b) Sim, esse procedimento é absolutamente normal.

   c) Não. É uma conduta discriminativa e pode ser tutelada no processo civil por evidenciação do paciente.

5. Uma vítima está acamada há algum tempo e um socorrista foi acionado para ajudar. Encontrou um senhor com aproximadamente 85 anos e com úlceras na região sacral. Qual a conclusão?

   a) Esse senhor ficou em decúbito dorsal por muito tempo; deveria ser virado de duas em duas horas para oxigenação do tecido.

   b) Normal para pessoas nessa faixa etária.

   c) Comum, pois a pele de idosos é frágil e acontece normalmente.

BIBLIOGRAFIA

ABSTINÊNCIA ALCOÓLICA. Disponível em: <http://goo.gl/TynjsK>. Acesso em: 23 fev. 2017.

ALCOOLISMO, abstinência. Disponível em: <www.alcoolismo.com.br/alcoolismo-3/abstinencia/>. Acesso em: 27 fev. 2017.

AMERICAN Heart Association. Highlights of the 2015 American Heart Association Guidelines Update for CPR and ECC. Dallas, 2015. Disponível em: <https://eccguidelines.heart.org/wp-content/uploads/2015/10/2015-AHA-Guidelines-Highlights-English.pdf>. Acesso em: 18 dez. 2017.

ARDELLA B. **Segurança no trabalho e prevenção de acidentes**: uma abordagem holística. São Paulo: Atlas, 1999.

ATENDIMENTO pré-hospitalar. Disponível em: <www.aph.com.br>. Acesso em: 20 maio 2009.

AVALIAÇÃO do paciente em ambiente pré-hospitalar. Disponível em: <www.radarciencia.org>. Acesso em: 20 maio 2009.

BALTIERI, D. A. Opiáceos. In: LARANJEIRA, R. (Coord.) **Usuários de substâncias psicoativas:** abordagem, diagnóstico e tratamento. 2. ed. São Paulo: Conselho Regional de Medicina do Estado de São Paulo/Associação Médica Brasileira, 2003.

BERLINGUER, G. **Ética da Saúde**. São Paulo: Hucitec, 1996.

BRASIL. Conselho Federal de Medicina. **Normas para atendimento pré-hospitalar**. Brasília: Conselho Federal de Medicina, 1996.

________. Decreto-Lei n.° 2.848, de 7 de dezembro de 1940. Código Penal. **Diário Oficial**, 31 dez. 1940. Rio de Janeiro, 1940. Disponível em: <www.planalto.gov.br/ccivil_03/decreto-lei/Del2848.htm>. Acesso em: 2 out. 2017.

________. Portaria n.° 3214, de 8 de junho de 1978. **Regulamentação das Normas Regulamentadoras do Capítulo V, do título II, da consolidação das Leis do Trabalho, relativa à segurança e medicina do trabalho**.

BORGES, S. M. A. A. **Importância epidemiológica do Aedes Albopictus nas Américas**. 2001. Dissertação (Mestrado) – Faculdade de Saúde Pública da Universidade de São Paulo, São Paulo, 2001. Disponível em: <www.teses.usp.

br/teses/disponiveis/6/6132/tde-01032002-131833/pt-br.php>. Acesso em: 26 fev. 2017.

DÂNGELO, J.G.; FATTINI, C.A. **Anatomia humana sistêmica e segmentar**. 2. ed. Rio de Janeiro: Atheneu, 1988.

DIABETE. Disponível em: <www.diabetenet.com.br>. Acesso em: 20 maio 2007.

EMERGÊNCIAS DE QUEIMADURAS. Disponível em: <https://pt.slideshare.net/MinSaude/cartilha-para-tratamento-de-emergncias-das-queimaduras>. Acesso em: 28 fev. 2017.

ESTUPRO: violência sexual. Disponível em: <www.nescon.medicina.ufmg.br/biblioteca/imagem/1702.pdf>. Acesso em: 28 fev. 2017.

ESTUPRO: violência sexual. Disponível em: <www.moreirajr.com.br/revistas.asp?id_materia=2113&fase=imprime>. Acesso em: 28 fev. 2017.

FEBRE AMARELA. Disponível em: <http://mosquito.saude.es.gov.br/febre-amarela>. Acesso em: 26 out. 2017.

FEBRE AMARELA. Disponível em: <www.bio.fiocruz.br/index.php/febre-amarela-sintomas-transmissao-e-prevencao>; <www.sobiologia.com.br/conteudos/Agua/Agua12.php>. Acessos em: 26 out. 2017.

FERIMENTO POR ARMA BRANCA. Disponível em: <https://repositorio-aberto.up.pt/bitstream/10216/20050/2/Tesemestradoluciavales2009.pdf>. Acesso em: 26 out. 2017

FUNDACENTRO. **Equipamentos de proteção industrial**. São Paulo: Fundacentro, 1981.

________. **Acidentes químicos ampliados**: a visão dos trabalhadores. São Paulo: Fundacentro, 1998.

GUYTON, A. C.; HALL, J. E. **Tratado de ffisiologia médica**. 6. ed. Rio de Janeiro: Guanabara Koogan, 1998.

Intoxicação química. Disponível em: <www.ceatox.org.br>. Acesso em: 30 maio 2007.

MALÁRIA. Disponível: <www.msf.org.br/o-que-fazemos/atividades-medicas/malaria>. Acesso em: 26 fev. 2017.

MARX, L. C. **Competências gerenciais na enfermagem**. São Paulo: Comunicação, 2000.

MYERS, D. A. **Explorando a psicologia**. 5. ed. São Paulo: LTC, 2003.

NANDA INTERNACIONAL. **Diagnósticos de enfermagem da NANDA**. São Paulo: Artmed, 2002.

NASCIMENTO, A. M. **Iniciação ao direito do trabalho**. 21. ed. São Paulo: LTr, 1994.

NORMAS REGULAMENTADORAS. **Segurança e medicina do trabalho**. 59. ed. São Paulo: Atlas, 2006.

PRINCIPAIS MOSQUITOS de importância sanitária no Brasil. Disponível em: <http://static.scielo.org/scielobooks/th/pdf/consoli-9788575412909.pdf>. Acesso em: 27 fev. 2017.

REGRA DOS NOVE. Disponível em: <http://bvsms.saude.gov.br/bvs/publicacoes/cartilha_tratamento_emergencia_queimaduras.pdf>. Acesso em: 27 fev. 2017.

SACKHEIM, G. I.; LEHMAN, D. D. **Química e bioquímica para ciências biomédicas**. 8. ed. São Paulo: 2001.

SECRETARIA DE ESTADO DA SAÚDE DO PARANÁ. Centro de Epidemiologia do Paraná. Centro de Informações Toxicológicas de Curitiba. Prevenção de Acidentes com Animais Peçonhentos: **Cartilha**. Curitiba, 1997.

SILVA JÚNIOR, E. A. **Manual de controle higiênico-sanitário em alimentos**. 4. ed. São Paulo: Varela, 2001.

VETORES: Dengue. Disponível em: <www.combateadengue.com.br/mosquito-da-dengue/>. Acesso em: 23 fev. 2017.

VETORES: Malária. Disponível em: <www.saude.sp.gov.br/sucen-superintendencia-de-controle-de-endemias/programas/malaria/vetores>. Acesso em: 26 fev. 2017.

Marcas registradas

GLOSSÁRIO TÉCNICO DA SAÚDE

Este glossário apresenta algumas palavras inseridas no cotidiano da saúde para um entendimento mais eficaz das condutas de salvamento.

Abaulamento	protuberância, elevação de uma região, inchaço.
Acidose	pH < 7 (ácido).
Aferir	verificar a PA (pressão arterial).
Alcalose	pH > 7 (base ou alcalino).
Algia	dor.
Alocraniana	algia em toda a cabeça.
Anasarca	edema generalizado.
Anorexia	falta de apetite (inapetência).
Anoxia	ausência total de CO^2.
Anúria	falta de secreção urinária.
Apneia	parada respiratória.
Artralgia	algia nas articulações.
Astenia	fraqueza muscular.
Carcinoma	CA (câncer) maligno.
Cefaleia	dor de cabeça.
Decúbito	pessoa deitada.
Dismenorreia	cólica menstrual.
Dispauremia	algia no ato sexual.
Dispneia	desconforto esternal (falta de ar).
Disúria	micção dolorosa.
Edema	extravasamento de líquido intercelular para o interstício (vulgo inchaço).
Enterorragia	eliminação intestinal sanguinolenta.
Epistaxe	sangramento nasal.
Estenose	estreitamento.
Evisceração	vísceras expostas.
Exsudato	secreção de líquido seroso, sanguinolento ou purulento.
Fecaloma	fezes acumuladas e endurecidas.
Flatos	gases intestinais.
Fomentar	estimular.
Fratura	"quebra" de osso, rompimento do osso.
Hálux	dedo maior do pé.
Hematoma	acúmulo de sangue nos tecidos por extravasamento ou lesões dos vasos sanguíneos.
Hematúria	sangue na urina.
Hepatomegalia	aumento do fígado.

Hígida	pessoa saudável.
Hiperemia	vermelhidão da pele igual a eritema.
Hiperpirexia	alta temperatura.
Hipertermia	alta temperatura igual a hiperpirexia.
Hipotonia	fraqueza muscular (também como astenia).
Iatrogenia	técnica que prejudica o paciente.
Icterícia	processo de hemólise, coloração amarelada devido à bilirrubina.
Leucorreia	secreção vaginal, muco.
Melena	fezes com sangue.
Metástase	disseminação de células neoplásicas, alterando o tecido (desgovernadas).
Mialgia	algia (dor) muscular.
Micção	ato de urinar.
Miíase	vermes produzidos pelos ovos da mosca.
MMII	membros inferiores.
MMSS	membros superiores.
Monilíase	placas esbranquiçadas na região bucal, "sapinho".
Nocivo	prejudicial, insalubre, deletério.
Ocluir	fechar.
pH	potencial hidrogeônico.
Pelve	região localizada abaixo do abdome, no senso comum: "bacia".
Perdigotos	gotículas salivares ou gotas de fluge.
Piúria	pus na urina.
Priapismo	ereção peniana (contínua ereção da genitália masculina).
Prostrado	inerte.
Prurido	coceira.
Sialorreia	salivação excessiva.
Sibilos	som dos pulmões, estreitamento alveolar (chiado de gato).
Síbalos	fezes endurecidas (bolinhas).
Sinais flogísticos	inflamação: algia, edema, rubor, calor.
Síncope	desmaio, acometido por mal súbito.
Sudorese	suor intenso.
Sudoríparas	glândulas de suor.
Tépida	água com temperatura entre 35,5 °C e 36 °C.
Tumefação	edema.
Úlcera decubital	rompimento de pele com exsudato seroso-mucopurulento.
VAS	vias aéreas superiores (nariz e boca).
VAI	vias aéreas inferiores (traqueia, pulmões).

ÍNDICE REMISSIVO